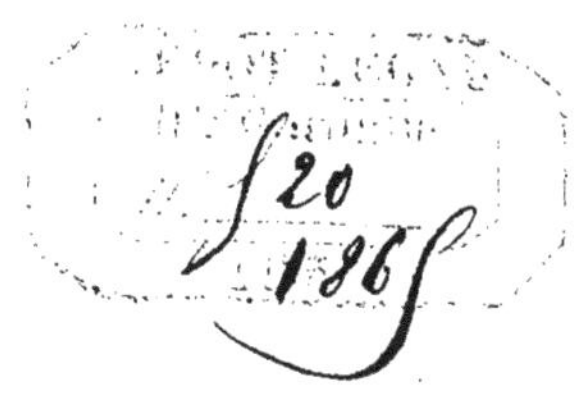

DE L'EMPLOI

DES

PRÉPARATIONS FERRUGINEUSES

DANS LE TRAITEMENT

DE LA PHTHISIE PULMONAIRE.

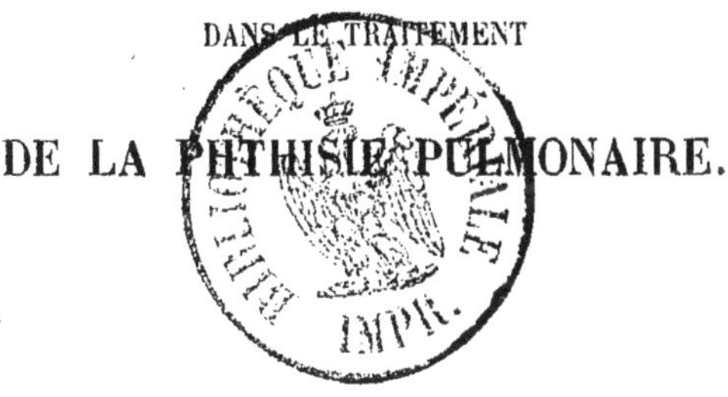

DE L'EMPLOI

DES

PRÉPARATIONS FERRUGINEUSES

DANS LE TRAITEMENT

DE LA PHTHISIE PULMONAIRE

PAR LE Dr A. MILLET (DE TOURS)
Médecin de la Colonie de Mettray.

Mémoire couronné (Médaille d'Or) par la Société impériale de Médecine de Toulouse.

PARIS
F. SAVY, LIBRAIRE-ÉDITEUR
24, Rue Hautefeuille, 24.

1866.

DE L'EMPLOI

DES

PRÉPARATIONS FERRUGINEUSES

DANS LE TRAITEMENT

DE LA PHTHISIE PULMONAIRE.

Omnia quæ Scripsi, vidi.

TELLE est la question capitale que la Société impériale de Médecine de Toulouse a cru devoir mettre au concours. Je dis question capitale, parce qu'à mon avis il n'y a pas dans la pratique de question plus controversée que celle-là. Peu habitué aux luttes scientifiques, pour lesquelles je me sens peu d'attrait, je me suis cependant décidé à entrer dans la lice pour apporter ma pierre à l'édifice. Mes matériaux sont nombreux, car depuis de très-longues années j'ai fait des remarques que je crois importantes sur ce sujet, et qui me semblent n'avoir été publiées par qui que ce soit. J'en offre la primeur à la docte assemblée devant laquelle j'ai l'honneur de discourir par écrit aujourd'hui. Qu'elle daigne, en faveur de mon inexpérience et de mon inhabileté à écrire, me pardonner si je sors des usages académiques et si je ne suis pas aussi correct et aussi éloquent que mes nombreux compétiteurs; j'ai la conscience d'avoir fait de mon mieux, et si j'ai pris la plume, c'est afin d'être utile!

CHAPITRE PREMIER.

Avant de fournir les faits cliniques nombreux que j'ai recueillis dans une vaste pratique ; avant de classer ces faits et de les aligner afin de produire une somme d'observations suffisante, je me hâte de dire que pour donner une solution satisfaisante et irréfutable du grand et magnifique problème posé par la Société médicale de Toulouse, il faut tenir compte de bien des choses, et qu'il est possible que des observateurs placés les uns à Metz, à Strasbourg, à Nancy, à Lunéville ; les autres à Toulon, à Marseille, à Hyères, à Nice (pour ne pas sortir de la France), envoient des Mémoires complétement opposés dans leurs conclusions, et que tous aient parfaitement raison. Je m'explique. La question des climats doit d'abord être étudiée avec soin pour la solution du problème posé. Croit-on, en effet, que la phthisie ait dans le Nord ou dans l'Est de la France, les allures qu'elle revêt dans le Midi ? Croit-on que la médication à mettre en usage à Metz, à Strasbourg, soit celle que l'on préconisera à Hyères, à Cannes, à Nice ? Croit-on que les résultats seront les mêmes dans ces divers pays ? Il suffit de réfléchir pour voir qu'une différence immense existe et doit exister dans le *modus faciendi*, suivant qu'on se trouvera habiter telle ou telle contrée, suivant qu'on observera dans tel ou tel climat, suivant qu'on exercera dans tel ou tel milieu. J'habite un pays dont la température est plutôt douce que rigoureuse, un pays où la phthisie est cependant assez commune et où elle affecte des allures assez rapides quant à la marche et à la durée. Je devrai donc me trouver en désaccord complet avec les médecins qui observeront dans le Nord, dans des pays froids ou brumeux, où le lymphatisme est extrêmement fréquent : je devrai aussi ne pas me trouver en communauté d'idées avec les praticiens qui exerceront dans les pays chauds. J'ai tenu à dire toute ma pensée à ce sujet, parce qu'il faut, lorsqu'on traite un point contesté, s'entourer de toutes les garanties qui peuvent donner autorité à votre opinion. Il faut mettre le bon droit de son côté, et prévenir toutes les objections qui pourraient être faites, toutes les récriminations que l'on pourrait soulever.

Ces considérations font pressentir que je ne regarde pas la phthisie comme devant être attaquée par les mêmes moyens, sous tous les climats. Il devra y avoir et il y aura des désillusions, des désenchantements pour ceux qui ne se seront pas pénétrés de ces grandes vérités. Un climat froid, humide, brumeux, imprime aux individus, et par conséquent aux maladies dont ils peuvent être atteints, une physionomie particulière. Le lymphatisme prédomine, il faut alors, chez ces malades, déployer une médication tonique, reconstitutive et non pas une médication hyposthénisante, débilitante. Dans un tel climat engendrant des phthises à marche lente, à forme torpide, il faut *souvent* des préparations ferrugineuses pour tonifier, pour reconstituer, pour ranimer les pauvres malades émaciés, anémiés, etc. : je ne dis pas pour guérir.

Sous le ciel brûlant du Midi, où l'irritabilité et l'excitation sont puissantes et communes ; il faut plutôt, si la phthisie s'y montre, s'y développe, des moyens calmants, adoucissants, afin d'empêcher les congestions actives des poumons, produisant parfois des hémoptysies foudroyantes.

Combien donc les résultats seront différents ! Combien les appréciations des observateurs seront différentes aussi !

Ce que je désire par-dessus tout, c'est que des hommes exerçant l'art de guérir dans des contrées opposées, viennent prendre part à ce tournoi scientifique ; c'est qu'ils apportent consciencieusement le fruit de leurs minutieuses et patientes observations, et qu'ils nous disent bien toute leur pensée sur ce point en litige.

Alors les idées que j'émets actuellement se trouveront justifiées, et prouveront à mes honorables confrères et juges, que je me suis vivement préoccupé de la question que je me propose de traiter, et que je me suis complétement identifié avec mon sujet.

Je viens de parler des climats froids, humides, brumeux, à température variable, et même je pourrais ajouter à température excessivement variable, et j'ai dit quelles indications découlaient pour les phthisiques de leur séjour au milieu d'un tel climat.

D'un autre côté, j'ai tracé les indications que comportait la phthisie se développant et suivant sa marche ordinaire, dans un pays chaud à température douce et presque uniforme; mais n'y a-t-il pas partout des exceptions, et ne faut-il pas, si l'on tient compte du climat, tenir un très-grand compte aussi de la constitution et du tempérament des individus?

Sous le ciel froid, humide et variable de Strasbourg, on ne rencontre pas que des hommes à fibre molle et lâche, à constitution lymphatique, il y a aussi des sujets sanguins ou nerveux. Eh bien! que la phthisie vienne frapper une personne dont le tempérament est sanguin, nerveux ou bien nervoso-sanguin, ne voit-on pas de suite, que malgré le climat, il faut se comporter ici comme si on se trouvait sous le ciel doux et salubre du Midi; qu'il y a des congestions pulmonaires à redouter; qu'il peut surgir des impressions morales susceptibles de déterminer les plus dangereux accidents, les plus formidables complications.

Le tempérament sera donc encore une indication qu'il faudra savoir saisir.

Sous le ciel brûlant du Midi, les mêmes faits peuvent exister, seulement ils seront renversés, c'est-à-dire qu'on peut trouver et qu'on trouve en effet des sujets lymphatiques au lieu de sujets nerveux ou de sujets sanguins; et si la phthisie vient à atteindre ces individus, si elle se comporte d'une certaine façon, si elle procède avec lenteur, si elle n'amène pas trop d'excitation, pas de fièvre; si, en un mot, la maladie promet d'avoir une durée fort longue, sans phénomènes de réaction bien tranchés, quoique le phthisique soit sous un ciel excitant, on pourra ici, pour réparer des forces épuisées, recourir aux toniques, aux reconstituants, aux ferrugineux, pour dire toute notre pensée.

C'est donc encore une grosse et importante question que

celle des constitutions et des tempéraments, quand il s'agit d'administrer telle ou telle préparation médicamenteuse.

En parlant des indications, je signale nécessairement les contre-indications.

La phthisie a une marche et une durée des plus variables, c'est ce que personne ne saurait contester; et sous quelque climat de la France qu'on se trouve, qu'on exerce, on est à même de faire à ce sujet les plus curieuses remarques. Il ne faut pas croire que la marche et la durée de la phthisie ne soient pas souvent influencées par la médication à laquelle le pauvre malade aura été soumis. Je sais bien qu'il y a des phthisies aiguës, des phthisies galopantes (comme on les a appelées) qui marchent avec une rapidité effrayante, malgré la médication la plus rationnelle, et qui semblent jeter un cruel défi à notre art. Je le sais, et j'en gémis, hélas! car c'est chose horrible que de voir enlever en quelques jours, en quelques semaines, des êtres chéris qui vous donnaient à peine de l'inquiétude quelques jours ou quelques semaines auparavant, ou qui même jouissaient ou semblaient au moins jouir d'une santé parfaite. Mais j'ai vu des phthisiques qui ont certainement eu leurs jours abrégés par une médication trop excitante, parce que les hommes qui leur donnaient des soins, étaient convaincus par les annonces que telle ou telle préparation ferrugineuse, ou que telle ou telle autre médication excitante, amenaient souvent la guérison de phthisies arrivées à la deuxième ou à la troisième période. Annonces mensongères, illusoires, décevantes, dont les phthisiques étaient les malheureuses victimes. Évidemment dans ces cas-là, le médecin n'est pas coupable; il est de bonne foi, il est d'une grande honnêteté; il croit à la bonne foi, à l'honnêteté de tous, et il prend, en aveugle, pour l'essayer, un moyen qu'on lui indique comme ayant réussi un très-grand nombre de fois. Seulement, il est répréhensible de n'avoir pas assez réfléchi, de n'avoir pas assez pesé les effets des moyens qu'on ante, qu'on préconise; il est répréhensible de ne pas s'être arrêté assez longtemps sur l'action physiologique et sur l'action thérapeutique des agents médicamenteux qu'il désire essayer. Que de déceptions, que d'illusions on s'épargnerait, si l'on réfléchissait davantage et si l'on ne se montrait pas si enthousiaste pour des médications qui peuvent parfois amener des catastrophes irremédiables ! Donc, la phthisie pourra, suivant ses allures, s'accommoder de telle ou telle médication. Y a-t-il une fièvre ardente, une diarrhée intense, une toux opiniâtre, une expectoration abondante, une anorexie complète, une émaciation considérable? évidemment, il y a lieu de redouter une terminaison fatale, rapide; et en présence de ces phénomènes d'excitation et d'irritation, une médication tonique, les ferrugineux, par exemple, seraient contre-indiqués, et pourraient précipiter les événements. Mais, au contraire, qu'une phthisie marche lentement, qu'il n'y ait pas de signes réactionnels manifestes, que le sujet soit strumeux ou lymphatique, qu'il soit étiolé, émacié, anémié, qu'il vive dans un climat humide, brumeux, il n'y a pas le moindre danger à essayer chez lui, timidement d'abord, avec hardiesse peut-être plus tard, quelques préparations ferrugineuses plus ou moins bien appropriées à son état; et je serais tenté de croire et de dire que se conduire de la sorte, c'est agir sagement, c'est faire de la bonne et fructueuse médecine; tandis que dans le cas précédent, je ne craindrais pas de blâmer toute tentative de ce genre.

Il y a bien d'autres influences qui militeraient en faveur de la médication ferrugineuse, ou qui en contre-indiqueraient l'emploi : l'état de misère, l'anémie, les scrofules, l'étiolement, etc., chez des sujets dont la phthisie procède avec lenteur, sans fièvre, sans irritation, indiqueraient sous certains climats l'administration de telle ou telle préparation ferrugineuse.

La richesse, l'état de pléthore, les dispositions aux congestions sanguines, etc., en contre-indiqueraient au contraire l'emploi. Il est cependant des phthisiques à constitution sanguine, à structure athlétique, à irritabilité extrême, chez lesquels la maladie a fait de tels ravages, que je ne verrais pas grand danger à enfreindre la règle générale; et ces exceptions auraient, du reste, pour effet de venir confirmer cette règle.

Il est un point que je veux aborder ici, et qui s'est montré gros d'orages, parce qu'il a été abordé peut-être d'une manière trop exclusive par certains auteurs, je veux parler de la pseudo-chlorose.

La pseudo-chlorose ou fausse chlorose, comme son nom l'indique, n'est autre chose qu'une phthisie latente, qu'une phthisie larvée, empruntant la physionomie de la chlorose, et sous ce masque, exposant, au dire de certains observateurs, les praticiens à commettre les plus grandes erreurs, à amener les plus grands désordres, à déterminer les plus effroyables catastrophes, s'ils ne s'aperçoivent pas à temps de la maladie réelle à laquelle ils ont affaire.

MM. Trousseau et Pidoux ont soutenu que la pseudo-chlorose ne devait jamais être traitée par les préparations ferrugineuses, sous peine de voir éclater les plus sérieux désordres dans la constitution de la personne soumise à ce traitement qualifié d'*incendiaire:* et ces observateurs ont rapporté des faits de nature à étayer leur manière de voir. Me permettront-ils de discuter un peu ces faits, et de leur dire : si la pseudo-chlorose se montre chez une jeune fille lymphatique, strumeuse, habitant un climat humide, brumeux, à température excessivement variable, demeurant dans un lieu bas et humide que ne visite jamais un air pur et le soleil ; chez une jeune fille, n'ayant pas de fièvre, n'ayant jamais eu d'hémoptysies, d'une nature douce et calme, verrait-on grand inconvénient à prescrire chez elle, *pseudo-chlorotique,* une préparation ferrugineuse? Je ne le crois pas, et il me semble que ces auteurs exclusifs ont eu le tort immense de ne pas assez spécifier les cas dans lesquels le fer ne peut être nuisible, et ceux dans lesquels il peut être utile. Je viens de laisser entrevoir les cas de pseudo-chlorose dans lesquels l'administration des ferrugineux peut être utile, ou au moins peut ne pas être nuisible. Voyons actuellement ceux dans lesquels cette administration pourrait exposer les pseudo-chlorotiques à des dangers sérieux, à la mort même.

Qu'une jeune fille brune, à tempérament sec et nerveux, ou à constitution athlétique, à tempérament sanguin, se présente à vous avec une pseudo chlorose; que cette jeune fille appartienne à la classe aisée, qu'elle ait une alimentation très-riche, qu'elle habite un climat chaud, dans une demeure somptueuse inondée d'air et de soleil; que cette jeune fille soit facilement excitable, qu'elle ait une fièvre lente, ou une fièvre quotidienne revenant tous les soirs avec exacerbations, il est évident que vous ne lui prescrirez pas du fer et que vous emploierez des moyens tout autres, une médication calmante, adoucissante, pour triompher des accidents auxquels elle est en proie.

J'ai exagéré les diverses physionomies de ces deux pseudo-chlorotiques, afin de faire voir clairement la conduite à tenir dans ces cas si opposés, et je crois qu'agir comme je l'indique ne pourrait être l'objet d'un blâme pour le médecin le plus rigoriste et le plus ennemi des préparations ferrugineuses. Maintenant, je ne conteste pas que les auteurs qui ont écrit sur la pseudo-chlorose traitée invariablement par les préparations martiales, n'aient vu des accidents déplorables survenir à la suite de cette médication parfois intempestive : je suis même de leur avis; et moi aussi, j'ai rencontré des faits semblables à ceux qu'ils ont énumérés; c'est pourquoi je me suis efforcé de tracer la ligne de conduite du médecin, et de lui dire ce qu'il aurait de mieux à faire lorsque des faits de cette nature, faits, hélas! beaucoup trop nombreux, se présenteraient à lui. J'obéis en cette circonstance au cri de ma conscience, et non au besoin de donner des conseils: *Omnia quæ scripsi, vidi;* c'est le cas de répéter mon épigraphe.

Dans mon travail sur la pseudo-chlorose traitée par des ferrugineux (1), j'ai nécessairement et rigoureusement laissé voir sans les indiquer, certains abus inhérents à notre législ-

(1) *In Bull. gén. de thérap.*, t. LXII, p. 507.

lation sur la médecine. Il est bien certain que des pharmaciens, que des religieuses ne peuvent voir dans une pseudo-chlorose qu'une chlorose, lorsqu'ils ne soupçonnent pas le danger qui peut exister pour les malades si elle est traitée de telle façon plutôt que de telle autre.

Espérons que la loi nouvelle qu'on nous promet, et pour laquelle l'Association générale consulte les Sociétés locales, fera cesser, en partie du moins, un état de choses déplorable. C'est aux sociétés locales qu'il appartient d'envoyer des conclusions bien nettes sur les points à reviser. On ne peut demander aux pharmaciens et aux religieuses que ce qu'ils savent, et il faut avouer que les sœurs de charité sont généralement bien peu instruites, et seulement capables d'exécuter les prescriptions des médecins. Que peut-on espérer d'elles lorsqu'elles seront réduites à leurs propres forces, et qu'elles feront de la médecine d'inspiration ? Rien de bon assurément.

Je me trouve naturellement amené à parler des diverses préparations ferrugineuses auxquelles on a le plus habituellement recours dans le traitement de la phthisie pulmonaire. Croit-on que quelques-unes de ces préparations aient réellement un avantage sur les autres? Croit-on que l'iodure de fer, l'huile de squale iodo-ferrée, le phosphate de fer, le pyrophosphate de fer, l'hypophosphite de fer, les dragées au lactate de fer, les pastilles ou dragées au fer et à l'ergot de seigle, etc., aient des actions bien différentes lorsqu'il s'agit de les administrer à des phthisiques épuisés, anémiés, étiolés, dyspeptiques, etc. ? Croit-on enfin que quelques-unes de ces préparations soient spécifiques, et qu'à elles seules soit exclusivement accordé le pouvoir de guérir la phthisie ? Et d'abord, quand la phthisie guérit, sont-ce les médicaments qui la guérissent, ou bien ne guérit-elle pas seule ? Grosse question, comme on le voit, que je soulève là. Je crois à la curabilité de la phthisie pulmonaire, et je crois surtout à l'amélioration, à l'amendement des phénomènes présentés par les malheureux atteints de cette maladie ; je crois à l'enrayement de cette désolante et terrible affection, mais je regarde la nature comme agissant plus efficacement que le médecin, et par conséquent je suis peu disposé à attribuer au proto-iodure de fer ou à l'huile de squale iodo-ferrée des succès que j'ai eus avec d'autres ferrugineux, et même que j'ai obtenus sans ferrugineux. Je suis de l'avis de M. le professeur Grisolle; je ne crois pas à la spécificité du proto-iodure de fer dans le traitement de la phthisie.

Je vais successivement passer en revue les diverses préparations employées par moi; mais auparavant, qu'il me soit permis d'exposer mes idées sur la phthisie, afin de bien faire comprendre les indications et les contre-indications que j'ai cru devoir trouver dans l'exposé des faits que je ferai bientôt: exposé qui sera succinct, car je n'ai pu donner des observations de phthisie jour par jour; il m'eût fallu écrire des volumes pour relater six ou huit observations complètes.

CHAPITRE II.

Avec M. Pidoux, je regarde la phthisie comme une maladie finale ou organique, parce qu'elle altère l'organisation dans sa base. Cette base, c'est le germe développé qu'on nomme *blastème*, parce qu'il est à la nutrition ce que le germe proprement dit a été d'abord à l'évolution embryonnaire.

On peut dire, car c'est vérité incontestable et incontestée, que parmi ces maladies chroniques ultimes qui ruinent l'économie animale par sa base, et par lesquelles s'éteignent les générations, la phthisie tuberculeuse occupe une des places les plus importantes.

Il y a deux sortes de phthisies qu'il faut bien savoir différencier et distinguer : c'est la *phthisie des pauvres* et la *phthisie des riches*.

La *phthisie des pauvres* offre bien moins de variétés que la *phthisie des riches*. Les maladies constitutionnelles non organiques qui appauvrissent le blastème et préparent le terrain de la tuberculisation, ne sont pas les seules causes intimes de cette dégradation dernière. Le travail forcé, démesuré, la privation excessive et rigoureuse des choses les plus nécessaires à la vie, les excès de toute nature, la misère hors de nous finit par amener la misère en nous, cet état que M. le professeur Bouchardat a si bien nommé la *misère physiologique*.

« La phthisie des pauvres, l'a fort bien dit M. Pidoux (1), est beaucoup plus simple que celle des riches. Elle n'a guère qu'une forme et qu'une marche, qui sont données par le plus ou le moins de résistance physiologique de la constitution, ou par la prédominance de tel ou tel des symptômes communs de la maladie. La cachexie est uniforme; il y a peu de complications, peu d'accidents, peu de symptômes extra-tuberculeux. Le *tabes* se prononce d'assez bonne heure, quoique la maladie doive quelquefois se prolonger longtemps. En effet, on voit assez souvent des hommes robustes, à viscères longs, à squelette et à tissus scléreux très-développés, devenir la proie de cette phthisie. La diarrhée y est commune; on y rencontre aussi ces trachéites et ces laryngites ulcéreuses qui dominent la scène pathologique vers la fin de la maladie, et créent les manifestations les plus pénibles de cette redoutable et mortelle affection. En somme, le tubercule a plus de tendance à se généraliser; et cela est si vrai, qu'on trouve ces productions morbides dans des organes où, pendant la vie, on ne les avait pas soupçonnées.

» La *phthisie des riches* se présente sous deux formes distinctes : 1° la *phthisie consommée*, absolue, qui est désignée par certains pathologistes sous le nom de *phthisie essentielle*. Cette phthisie consommée n'est pas nécessairement une phthisie au 3e degré, car elle peut être consommée dans sa diathèse et n'être qu'au début de son premier degré, selon l'École.

» Dans ces phthisies consommées ou complètes la lésion locale occupe, le plus souvent, au début, le poumon droit,

(1) *Union méd.*, n° 45, p. 404. — 1864.

et si la lésion est double, on peut reconnaître que c'est presque toujours par le côté droit qu'elle a commencé.

» Il doit y avoir, et il y a certainement une raison à cette prédominance de la phthisie consommée à droite ; je ne puis la chercher ici, quoique ce soit une magnifique question à traiter et digne de la plus vive et de la plus sérieuse attention.

» 2° La *phthisie incomplète*, qui n'est pas nécessairement la phthisie au 1er ou au 2e degré, comme on pourrait le croire, car j'ai vu des phthisiques au 3e degré, selon l'École, et chez lesquels cependant la phthisie était moins consommée que chez certains malades qui ne sont encore qu'au 1er degré.

» Il y a, en effet, des familles où l'on meurt de phthisie au 1er degré, nonobstant la fonte tuberculeuse et les excavations pulmonaires. Eh bien ! dans cette génération, la phthisie est encore incomplète. Les individus atteints par elle sont nés de parents forts, et ils sont vigoureux eux-mêmes, en apparence du moins. Leur poitrine est bien développée, et rien, pendant longtemps, ne semblait faire redouter pour eux la phthisie. Mais leurs ascendants n'étaient pas exempts de maladies constitutionnelles, et leur père était atteint soit de gravelle, soit d'hémorroïdes, soit de névralgies, et leur mère avait un lymphatisme exagéré, de la couperose, un catharrhe pulmonaire, etc., etc.... Tant il est vrai, comme on le constate souvent, que la phthisie naît fréquemment de parents non phthisiques.... Il est vrai, cependant aussi, que le père et la mère meurent parfois phthisiques longtemps après la mort de leurs enfants, comme s'ils voulaient, par cette justification tardive, ne pas faire mentir cette loi d'hérédité qui est généralement admise parce qu'elle a été proclamée de tout temps.

» Mais si les ascendants, qui ont donné naissance à des enfants phthisiques, n'étaient pas phthisiques eux-mêmes, ils étaient aux prises depuis longues années avec des maladies chroniques capitales (scrofules, syphilis, arthritis), plus ou moins altérées, qu'ils avaient peut-être eux-mêmes reçues héréditairement.

» Il y a une remarque importante à faire sur ces phthisies ; c'est que leur marche sera très-lente. Pendant longtemps, le médecin seul saura à quoi s'en tenir sur le compte des malades atteints de ces affections. Les gens du monde ne soupçonneront pas le mal dont leurs proches, leurs amis, leurs connaissances sont atteints, parce que le type de la maladie n'est pas le même que celui qu'ils voient habituellement. C'est, qu'en effet, dit M. Pidoux (1), quoique ces sujets doivent succomber à la phthisie, et que déjà ils aient des tubercules fondus et des poumons exulcérés, leur famille n'en est encore qu'au premier degré de cette maladie ultime. Ils ont des frères et des sœurs dartreux, dyspeptiques ; quelques-uns même ont encore des accidents arthritiques assez francs, c'est-à-dire, qu'ils sont moins dégénérés que les autres. Un ou plusieurs seront menacés par les poumons, ou bien ils auront des enfants plus près qu'eux de la phthisie, surtout si la famille avec laquelle on a croisé était plus altérée encore que celle qui croisait. On s'approche ainsi peu à peu de la tuberculisation absolue ou consommée ; et l'on arrive, avec ou sans intermédiaire, au 3e dégré de la phthisie dans les générations.

» Une particularité très-intéressante dans le siége le plus ordinaire des phthisies incomplètes, de celles dans lesquelles la diathèse tuberculeuse n'est pas consommée, ne s'est pas emparée de toute la substance, et où l'on voit une autre maladie constitutionnelle moins grave occuper encore plus ou moins activement la scène et faire antagonisme à la tuberculisation ; c'est que la lésion locale existe presque toujours au sommet du poumon gauche. Si la lésion se montre dans les deux côtés, il sera souvent facile de constater que le côté droit a été affecté le dernier.

» Ces grands faits d'observation intéressent le pronostic, et il faut savoir qu'on doit habituellement porter un pronostic moins grave, moins fâcheux dans les phthisies du côté gauche que dans celles du côté droit. Les premières donnent du répit

---

(1) Loc. cit.

au malade, et doivent inspirer au médecin plus de confiance dans la valeur des moyens curatifs employés. J'avais besoin de tout ce qui précède pour faire entrevoir quelle est la source des variétés de la phthisie, et pourquoi, lorsque la phthisie est consommée, ou a atteint le 3e degré dans les générations, il n'y a plus de variétés et presque plus que des degrés dans l'altération qui constitue cette maladie.

» Les variétés ou les formes proviennent du mélange de quelque élément étranger qui empêche la maladie principale d'être complétement elle-même, d'avoir sa physionomie propre, mais, au contraire, qui la dénature, lui imprime une marche et des symptômes particuliers, qui la masque souvent, lui fait presque toujours antagonisme pendant un temps plus ou moins long, qui, enfin, est assimilé par elle, après une résistance variable qui parfois en a imposé pour une guérison.

» Comprenez-vous, maintenant, combien ces variétés doivent être nombreuses, communes, dans la phthisie des riches, puisque cette phthisie provient très-fréquemment de maladies chroniques capitales plus ou moins altérées, ou bien de ces maladies mixtes intermédiaires dont le champ si étendu est occupé par l'herpétisme. »

Dépouillez vos nombreuses observations de phthisiques, recueillies avec grand soin en ce qui concerne non-seulement les malades eux-mêmes, mais leurs ascendants et leurs descendants, et vous resterez frappés dit M. Pidoux, de cette idée lugubre, qu'il y a dans les générations une sorte de roulement de la phthisie, et que les familles ne sont jamais plus près de leur dégénération que lorsqu'elles ont atteint l'apogée de leur développement organique. Elles s'y maintiennent plus ou moins longtemps; mais ce maximum ne dure pas. Alors commence la série des maladies ou des dégénérations physiques ou morales ; alors apparaît le *tubercule*, l'un des modes les plus communs de l'extinction des générations.

» Cette observation est d'accord avec ce que je disais tout à l'heure du nombre effrayant de phthisies des riches, issues de parents et surtout de grands parents arthritiques et goutteux. « L'arthritisme, dit M. Pidoux, dans sa variété goutteuse principalement, est la maladie des fortes races. La santé a son aristocratie; mais elle aussi a la figure d'une roue. Il appartient à la Médecine sociale et aux Gouvernements de convertir ce cercle fatal en une ligne infiniment redressée.

» Il est donc certain qu'un grand nombre de maladies chroniques, diverses dans leur origine, finissent par conduire l'organisme à la tuberculisation, et c'est pour cela que j'ai dit que cette dégénération ultime n'est pas toujours héréditaire en ligne directe et légitime, c'est aussi parce que ces maladies préparatoires sont encore plus ou moins combinées avec la diathèse tuberculeuse, qu'il y a des variétés de la phthisie, c'est-à-dire, des formes, une marche, un traitement divers de cette maladie, qui dépendent de la nature des activités morbides autres que la tuberculeuse, qui mêlées encore à celles-ci, la masquent, la modifient, l'enrayent, suggèrent des indications curatives particulières, et forment les seules bases sérieuses de sa curabilité. Voilà pourquoi la phthisie consommée ou absolue, n'offrant plus d'éléments de guérison naturelle, ne présente plus aux praticiens de points d'appui pour une thérapeutique efficace.

» On répète partout, et ce cri est déjà *bien vieux*, et sera *vrai* peut-être longtemps encore : « On n'a pas de prise, on ne peut rien sur le tubercule. » Hé, mon Dieu ! nous le savons bien..... Mais il n'en est pas moins hors de doute que, chez quelques tuberculeux, on obtient un certain amendement en excitant ou en rappelant des douleurs articulaires ou musculaires, des névralgies, des migraines, des hémorroïdes, la gravelle, des coliques hépatiques, etc., etc., qui sont des équivalents pathologiques d'un ordre moins fâcheux, moins redoutable que le tubercule. » Qui de nous n'a vu cela ? Il y a donc des moyens d'amender certaines phthisies en faisant prédominer dans l'organisme des activités morbides qui forment un antagonisme à la tuberculisation. Ils retardent alors une maladie chronique ultime en rappelant ou en maintenant encore quelqne temps dans l'économie une maladie chronique initiale. »

A mesure que j'avance dans l'énoncé des idées de M. le docteur Pidoux, idées que j'adopte complétement, car j'en reconnais toute la justesse, ma tâche se dessine; l'on voit déjà que la phthisie comportera plutôt tel ou tel traitement, suivant telle ou telle indication, et qu'il est impossible tout d'abord de préconiser un remède devant être employé pour combattre cette terrible affection, toujours et quand même.

Encore quelques pages et j'arriverai à discuter la question posée par la Société de Médecine de Toulouse.

L'arthritisme n'est pas la seule maladie qui joue le rôle d'équivalent pathologique d'un pronostic moins funeste vis-à-vis de la tuberculisation, et qui indique une médication spéciale à mettre en usage. L'herpétisme, l'asthme, les névroses du tube digestif, les dyspepsies, les gastralgies, etc., sont dans le même cas.

Combien de fois n'avez-vous pas trouvé des asthmatiques qui, depuis de très-longues années, ont des tubercules pulmonaires au premier degré? Ils ne s'en portent pas plus mal. Ces malades ont, au dire de M. Pidoux, une *phthisie tardigrade*, pour laquelle on peut et on doit porter un pronostic relativement moins funeste.

Tous les auteurs ou tous les médecins regardent la dyspepsie comme une des portes d'entrée de la phthisie; cela semble si rationnel au premier abord. M. Pidoux affirme (et certes quelle autorité que celle du médecin inspecteur des Eaux-Bonnes!) que la dyspepsie, sous toutes ses formes, est encore une des forces enrayantes de la phthisie pulmonaire. Tant qu'elle existe avec une certaine intensité, elle refrène la marche de la tuberculisation. C'est lorsqu'elle cède, et que le malade, plus tourmenté par elle que par la lésion pulmonaire, se loue de son apaisement, que le travail du *tabes* tuberculeux prend le plus d'activité.

« Que de fois, dit M. Pidoux, j'ai vu dans les familles en voie de tuberculisation, un frère ou une sœur dyspeptiques côtoyer un frère ou une sœur phthisiques et rester toute leur vie des phthisiques manqués sous les yeux du médecin et des parents constamment préoccupés de la crainte des tubercules pulmonaires, en raison de la chétivité de la constitution et des nombreux traits de ressemblance que les dyspeptiques présentent avec les vrais phthisiques de la famille ! »

Ce que je viens de dire de la dyspepsie est applicable à toutes les autres névroses et à une foule d'autres cachexies.

N'y a-t-il pas plus de vingt-cinq ans que MM. Trousseau et Pidoux ont signalé l'antagonisme de la chlorose et de la phthisie, et ont proscrit l'emploi du fer chez les chlorotiques en voie de tuberculisation, ou même menacés de cette altération organique.

Ils avaient observé, ces auteurs, qu'en combattant la chlorose, ou plutôt la pseudo-chlorose, on lâchait la bride aux tubercules.

La cachexie saturnine (j'en vois tous les jours des exemples bien authentiques) met aussi, dans l'économie, un frein à la cachexie tuberculeuse.

Il n'y a pas jusqu'aux affections organiques du cœur qui ne soient un moyen puissant d'enrayer la phthisie pulmonaire, surtout lorsqu'elles sont de nature arthritique.

J'éprouve le besoin de dire quelques mots ici d'une variété de phthisie que l'on rencontre encore assez souvent; je veux parler de la *phthisie scrofuleuse*. « N'allez pas croire que la scrofule, dit M. Pidoux, cette maladie immonde que vous rencontrez dans toutes les classes de la société, avec ses allures franches, complètes, repoussantes, en un mot, soit bien féconde en résultats de tuberculisation ; c'est, au contraire, lorsque la scrofule aura commencé à dégénérer, lorsqu'elle sera déjà moins scrofule, si je puis m'exprimer ainsi, lorsqu'elle aura porté une atteinte grave, mortelle même à la nutrition, qu'on la verra engendrer la phthisie, et non-seulement la phthisie, mais encore le tubercule et en farcir tous les organes ; de sorte qu'on peut dire alors : la phthisie scrofuleuse est la variété dans laquelle le tubercule a le plus de tendance à déborder et à envahir tous les organes.

En lisant ces quelques pages, et en les méditant, vous me dispenserez, Messieurs, de tracer ici un long et ennuyeux tableau de la symptomatologie et de l'anatomie pathologique de la phthisie pulmonaire, que vous trouverez parfaitement exposé dans les ouvrages de MM. Valleix, Grisolle, Requin, etc., etc., et vous me laisserez ainsi plus d'espace pour traiter largement et *in extenso* la question pratique que vous avez mise au concours, et qui ne peut être facilement exposée qu'à l'aide de nombreux faits cliniques.

Mais avant d'aborder la question des ferrugineux dans le traitement de la phthisie pulmonaire. permettez-moi de vous demander bien humblement ce que vous pensez de ces statistiques que l'on colporte pour prouver que tel ou tel médicament ou que telle ou telle médication obtient des succès merveilleux, inespérés dans le traitement des tubercules ?

Ne vous ai-je pas dit qu'il y a chez les riches de nombreuses variétés de phthisies ? Les traiterez-vous toutes de la même façon ? N'aurez-vous égard ni à la cause qui a produit la maladie, ni à la constitution du sujet, ni au climat qu'il habite, ni aux phénomènes qu'il présente ?

Je vous accorderais que, dans une phthisie consommée, complète, devant la cachexie ultime, vous prononciez ces mots terribles : *Il n'est plus temps !* Le malade peut ingérer tout ce que bon lui semblera, il n'y a pour lui aucune chance de guérison; ses jours, ses heures, ses minutes même sont comptés..... Mais dans les phthisies incomplètes, mais chez des sujets qui, nés de parents non tuberculeux, arthritiques, hémorroïdaires, graveleux, par exemple, ont tous les attributs d'une vigoureuse constitution, et n'ont pas ceux de la phthisie consommée, le problème à résoudre, problème médical bien entendu, n'est-il pas des plus difficiles, des plus délicats ? N'y a-t-il pas là des points d'appui, des éléments d'antagonisme et de résistance qu'il faut savoir utiliser ? Et ne voit-on pas, en y réfléchissant, que ce sujet d'études est fort épineux et qu'il ne suffit pas d'avoir diagnostiqué des tubercules en tel outel point du poumon droit ou du poumon gauche, mais qu'il faut dresser une médication convenable capable de neutraliser les désastreux effets d'une si terrible maladie, qui est loin d'être une affection spécifique ?

Et forcément, me voici arrivé, le plus logiquement du monde, à dire quelle méthode curative est ou doit être indiquée dans telle ou telle variété de la phthisie, et si je ne me trompe, c'est bien là ce qu'a demandé la Société de médecine de Toulouse.

Je vais essayer de faire parler les faits que j'ai été à même de recueillir dans une très-longue pratique. Ces faits auront, je l'espère, leur enseignement, et pourront peut-être contribuer à jeter un grand jour sur cette question de l'emploi des ferrugineux dans le traitement de la phthisie pulmonaire ; question envisagée d'une manière bien différente par les auteurs qui s'en sont occupés jusqu'à ce jour.

CHAPITRE III.

Lorsque la phthisie procède avec lenteur, quand elle met des années à parcourir son œuvre de destruction et que le sujet est anémique, sans fièvre ; quand des diarrhées ou des hémoptysies, ou une expectoration trop abondante ont appauvri la constitution déjà ruinée par la maladie elle-même, je me sens plus porté à l'administration des ferrugineux (pourvu toutefois que le sujet ne soit pas trop irritable, d'un tempérament sec et nerveux), que lorsque la phthisie revêt une marche aiguë, rapide, galopante. Il est hors de contestation que nous nous trouvons tous les jours dans le monde en contact avec des phthisiques qui vont et viennent comme des gens bien portants, et qui se portent, en effet, mieux que certaines personnes en apparence très-valides. Ces phthisiques appartiennent, en général, à la classe riche, à la classe aisée. Il en est cependant quelques-uns qui sont nés dans la classe moyenne ; il en est peu qui appartiennent à la classe malheureuse, déshéritée, manquant de tout.

J'ai vu, et souvent, des phthisiques riches, envoyés par moi aux Eaux-Bonnes, revenir de ces eaux avec une ordonnance formulée par les médecins auxquels ils s'étaient adressés. Ces ordonnances prescrivait de prendre, pendant quelque temps, des préparations ferrugineuses (ordinairement les pilules de Blancard, à l'iodure de fer inaltérable), afin de se tonifier ; et ces malades n'allaient pas trop mal. L'année suivante, ils retournaient aux Eaux-Bonnes, et passaient ainsi d'excellents hivers, soutenus qu'ils étaient par du quinquina, des ferrugineux, du lait d'ânesse, etc., etc.

Il est donc hors de doute que dans ces phthisies à forme torpide, si l'on peut ainsi s'exprimer, les ferrugineux ne sont pas, à beaucoup près, aussi dangereux, aussi incendiaires, pour me servir de l'expression de M. le professeur Trousseau, que lorsqu'on les administre chez des individus dont la fièvre est intense et dont l'affection marche avec rapidité.

Quelques exemples ne seront peut-être pas de trop pour bien asseoir notre opinion et pour faire partager notre conviction à ce sujet.

Obs. 1re. — *Phthisie héréditaire. — Hémoptysie. — Accidents aigus enrayés par les Eaux-Bonnes. — Huile de foie de morue. — Ferrugineux. — Antispasmodiques. — Amélioration.*

M. J... est un très-habile négociant, originaire d'Espagne. A vingt ans il voyageait à cheval, et ayant eu pendant longtemps la pluie sur le dos, il arriva malade à sa destination. Il fut pris de fièvre et eut une hémoptysie, pour laquelle un médecin de Bayonne lui tira du sang à deux reprises différentes, matin et soir dans la même journée. Ces deux saignées, au lieu de procurer un notable soulagement au pauvre jeune homme, lui firent, à son dire et à celui de feu Daralde, qui le vit alors aux Eaux-Bonnes, courir les plus grands dangers. Il resta alité pendant près de six mois, et on le porta mourant aux Eaux-Bonnes. Ausculté avec soin par Daralde, il fut traité et mis à même de reprendre sa vie de voyages. Pendant trois ans il fut un hôte assidu des Eaux-Bonnes, et on le renvoya un jour en lui disant qu'il était guéri.

Un mariage magnifique lui fut offert. Il se fit ausculter par des médecins de talent qui lui tinrent ce langage. C'est le malade qui parle ; je lui laisse la responsabilité de ce discours qu'il met dans la bouche de ses docteurs :

« Vous êtes poitrinaire ; mais des poitrinaires comme vous vont jusqu'à l'âge de soixante-quinze à soixante-seize ans ; mariez-vous donc. Le mariage, du reste, vous forcera à vous ranger, à renoncer aux excès, etc., et ne peut que vous être profitable. »

Il se maria. — Il eut deux enfants qui sont peu robustes et qui ont quelques accidents du côté de la poitrine.

Cet homme, d'une intelligence supérieure, perdit toute sa fortune et fut vivement affecté de cette perte. Les accidents du côté de la poitrine reparurent ; des hémoptysies eurent lieu, et sur ces entrefaites, son père, phthisique depuis de longues années, mourut d'hémoptysie, à l'âge de soixante-douze ans. Doué d'une énergie peu commune, et peu en rapport avec une maladie comme la sienne, qui ruine sourdement les forces intellectuelles, physiques et morales, chez bon nombre de sujets, il travailla à réédifier sa fortune, et il y est parvenu. Voilà trente ans environ qu'il fréquente les Eaux-Bonnes, et que pendant l'hiver il prend quelque préparation ferrugineuse. Cependant sa santé se soutient, et rien ne fait présager qu'elle ne doit pas se soutenir pendant vingt ans encore. C'est un homme du monde et qui aime beaucoup le monde. Il va très-souvent en soirée, au concert, au spectacle, au bal ; il prend des précautions, il est vrai, mais il n'en jouit pas moins de la vie aussi largement que possible.

N'est-ce pas là une observation bien singulière, bien remarquable ? Et mes honorables confrères de Toulouse auront souvent eu occasion de rencontrer dans leur clientèle, j'en suis persuadé, des faits de ce genre.

En voici un autre qui n'est pas moins extraordinaire.

Obs. 2e. — *Phthisie acquise. — Eaux-Bonnes. — Cautères sous les clavicules. — Eaux du Mont-Dore. — Lait d'ânesse. — Huile de foie de morue. — Iodure de fer. — Amélioration.*

Mlle X... T..., âgée de dix-sept ans, demeurant à Avignon, était en promenade un jour d'été avec des compagnes de son âge. Elles entrèrent toutes, ayant chaud, dans une froide église de village, et y séjournèrent pendant quelque temps, parce qu'elles s'y trouvaient bien. La jeune X... arrivée chez elle, fut prise de fièvre, d'hémoptysie, et ses jours furent en danger. Elle se rétablit après huit mois de traitement, et conserva une toux et une expectoration qui ne se sont jamais apaisées.

A l'âge de vingt-un ans on la maria ; elle eut deux enfants, deux filles, dont la jeune est phthisique. Son mari mourut à vingt-neuf ans, et la laissa veuve avec deux enfants, à la tête d'un établissement industriel considérable.

Elle vint en Touraine, et je la connus en 1844, époque à laquelle je commençai à lui donner des soins. Je l'envoyai, pendant plusieurs années de suite, aux Eaux-Bonnes ; elle s'en trouva bien et revint améliorée. Chez elle, les deux côtés étaient pris. Il y avait une caverne dans la fosse sous-épineuse gauche ; des râles muqueux humides dans les deux poumons, une expectoration puriforme, de l'amaigrissement, etc.

En 1847, elle voulut aller au Mont-Dore avec une de ses amies, et n'en retira aucune efficacité.

Depuis cette époque, elle n'est plus allée aux eaux ; elle a perdu beaucoup d'argent et vit modestement ; elle a pris de l'huile de foie de morue tous les mois, du sirop de térébenthine, du sirop de quinquina, des dragées de Gille à l'iodure de fer : elle va bien.

En 1856, la santé de sa fille la plus jeune m'inspirait de vives inquiétudes (tubercules des deux côtés). Je décidai la mère à aller passer la saison d'hiver dans une station du Midi. Hyères fut choisi. Elles s'en trouvèrent bien l'une et l'autre. Les accidents, chez la fille, sont restés stationnaires;

elle a trente ans accomplis. Sa mère en a cinquante-six, et rien ne fait présager qu'elle ne vivra pas encore pendant de longues années.

La fille a été bien des fois invitée à prendre du fer à Hyères, elle n'a jamais voulu y consentir, parce que je lui avais fait entrevoir le danger de cette médication employée intempestivement chez des sujets nerveux, irritables, secs, ayant souvent la fièvre. Je crois qu'elle a bien fait.

J'apprends que, depuis un an, elle est entrée au couvent dans un ordre contemplatif. Probablement, sa santé recevra de ce nouveau genre de vie un rude échec.

Il y a parfois quelques sujets appartenant à une classe moins aisée que les personnes qui font l'objet des deux précédentes observations, et chez lesquelles on peut aussi prescrire impunément des préparations ferrugineuses.

Voici deux faits curieux par lesquels je terminerai cet aperçu, me réservant de conclure ensuite.

Obs. 3e. — *Phthisie développée par suite de fatigue des organes de la voix. — Hémoptysies. — Eaux-Bonnes. — Huile de foie de morue. — Dragées au fer et à l'ergot de seigle. — Dragées au proto-iodure de fer. — Sirop de térébenthine, etc. — Amélioration.*

M. l'abbé X..., appartenant à une famille de pauvres artisans, entra jeune à la psallette, et comme il avait une très-jolie voix, on ne craignit pas de l'exercer et de le faire travailler. Sa santé s'en ressentit; il eut plusieurs hémoptysies peu abondantes du reste. A ces hémoptysies succédèrent des accidents tels qu'il fut obligé d'interrompre ses études ecclésiastiques. Ces accidents étaient, une toux opiniâtre, quinteuse, fatigante, accompagnée d'une expectoration puriforme très-abondante : insomnie, perte d'appétit, tristesse, amaigrissement. Ces faits se passaient en 1818.

En 1825, il fut ordonné prêtre; sa santé s'était améliorée.

En 1842, il fut appelé à l'une des cures les plus importantes du département d'Indre-et-Loire, et cependant il toussait toujours tant, qu'on regardait sa mort comme prochaine. On l'envoya aux Eaux-Bonnes; il en retira de très-salutaires effets.

J'eus occasion d'être appelé près de lui en 1854, à l'occasion d'une pleuro-pneumonie dont il fut atteint; pleuro-pneumonie bâtarde, résultat sans doute d'un tubercule qui s'était ouvert dans la plèvre. Je lui donnai des soins convenables, et après un mois de traitement, il était assez bien portant pour reprendre les travaux de son ministère.

Depuis cette époque, je le vis souvent, et je lui conseillai bien des fois, après l'avoir ausculté et avoir constaté que les deux poumons étaient malades dans leur tiers supérieur, de l'huile de foie de morue, du sirop de térébenthine, du sirop de bourgeons de sapin, du quinquina; et comme il avait exceptionnellement de la fièvre, je lui ordonnai, pour le soustraire à la chloro-anémie qui le minait, soit des dragées de proto-iodure de fer de Gille, soit des dragées au fer et à l'ergot de seigle de Grimaud.

Il supportait parfaitement la médication ferrugineuse, et après avoir ingéré les dragées contenues dans l'un ou l'autre de ces flacons, il reprenait un teint frais faisant contraste avec cette mine cadavéreuse qu'il avait quinze ou vingt jours auparavant. Il ne s'est jamais passé plus de cinq à six mois sans qu'il ait eu besoin de recourir aux ferrugineux, et toutes les fois qu'il en prend, il se trouve mieux pendant trois ou quatre mois, puis il retombe dans son état anémique. La toux et l'expectoration ne sont pas modifiées par les ferrugineux, seulement l'appétit est un peu stimulé. Il mange habituellement fort peu, et est d'une sobriété excessive.

Aujourd'hui, il a soixante-quatre ans; il est blanc comme un vieillard de quatre-vingt-dix ans; il est cassé, courbé : ses facultés intellectuelles ont subi un assez rude échec, mais il n'est pas plus malade de sa phthisie qu'il y a vingt ou vingt-cinq ans; il va, vient, et chante encore une grand'messe, d'une voix un peu chevrotante il est vrai. Combien vivra-t-il encore ? Je ne saurais le dire ; mais je ne serais pas surpris que les ferrugineux lui procurassent encore quelques années d'existence.

Obs. 4e. — *Phthisie confirmée du côté droit. — Privations, chagrins, misères. — Huile de foie de morue. — Vin de Cascarille. — Dragées au proto-iodure de fer. — Amélioration très-manifeste.*

Mme M..., lingère, âgée de vingt-trois ans, mariée depuis quelques années à un mari phthisique comme elle, accoucha, le 17 octobre 1840, d'un garçon, qui mourut d'une méningite tuberculeuse, à l'âge de dix-huit ans, après avoir présenté tous les phénomènes d'une phthisie confirmée héréditaire.

Le suites de couches furent heureuses, et Mme M... se rétablit assez promptement. Elle toussait avant de devenir grosse ; elle toussa peut-être davantage après son accouchement. Consulté par elle, je lui conseillai de l'huile de foie de morue et du vin de Cascarille ; elle en éprouva un soulagement notable. Son mari tomba malade, et, seule capable de travailler, elle travailla pour nourrir trois personnes. J'avais craint plusieurs fois que la misère, les privations, le chagrin ne vinssent abréger une existence si précieuse pour les siens ; je me trompais. De temps en temps Mme M... se trouvait un peu plus fatiguée, un peu plus pâle ; je lui prescrivais alors du vin de Cascarille ou de l'huile de foie de morue, ou, enfin, une préparation ferrugineuse si je la voyais trop anémiée. Elle se relevait au bout de quinze à vingt jours, et ses forces reparaissant, elle se mettait à l'ouvrage avec une incroyable ardeur.

Lorsque survint la maladie de son fils, phthisie aiguë qui se termina par une méningite tuberculeuse, elle passa les jours et les nuits à le soigner et à travailler. Sa santé s'en ressentit bien, mais sa vie ne fut cependant pas compromise. Son fils mourut. Elle se dévoua à son mari, qui eut le malheur de devenir aveugle et incapable de gagner même quelques sous ; car, quoique phthisique, il faisait encore, par-ci, par-là, de petits ouvrages qui lui procuraient de quoi s'entretenir de tabac à priser.

Il y a quelques mois, je fus curieux de l'ausculter, car je remarquais qu'à une maigreur squelettique succédait un embonpoint qui menaçait de devenir considérable ; et elle, qui portait auparavant une caverne au niveau de la fosse sous-épineuse droite, avec bruit de souffle, gargouillement ; elle qui toussait sans cesse, qui expectorait des crachats puriformes, souvent sanglants, hémoptoïques, me semblait être un curieux sujet d'examen.

La caverne n'avait pas disparu, mais elle me semblait moins étendue, il y avait encore du souffle, toujours de la pectoriloquie, la toux était moindre, beaucoup moindre même, et l'expectoration presque insignifiante. Cette malade allait-elle guérir ?.. Je ne le sais pas, mais il était survenu une singulière amélioration dans son état, amélioration qui ne sera peut-être que temporaire, ou qui peut-être sera durable, c'est ce que l'avenir nous apprendra.

Sa phthisie date de 30 à 35 ans : elle a pris beaucoup de médicaments reconstituants, de l'huile de foie de morue, du vin de Cascarille, des dragées au proto-iodure de fer, des pilules ferrugineuses, du sirop de goudron, etc. Mais son hygiène, mais son alimentation ont toujours beaucoup laissé à désirer, et cependant, il faut inscrire forcément ici qu'il y a une amélioration très-manifeste.

Son mari qui a partagé et qui partage ses misères, ses privations, ses chagrins, mais qui ne travaille plus puisqu'il est aveugle, a suivi un traitement moins énergique, moins reconstituant qu'elle ; il a pris des ferrugineux, mais jamais d'huile de foie de morue, et il va assez bien aussi, sa maladie date de 35 à 40 ans.

Je crois que les exemples de sujets, comme M. et Mme M..., sont assez rares, et que c'est plutôt dans la classe riche et aisée que l'on trouve ces faits d'amélioration qui viennent plaider un peu en faveur des ferrugineux, des plastifiants, des reconstituants.

Si ce n'était pas chose si fastidieuse que de lire le récit d'observations, qui presque toutes se ressemblent, et si ce n'était pas chose si ennuyeuse pour l'écrivain de toujours reproduire des faits semblables, il me serait facile de consigner ici encore douze ou quinze cas ayant avec ceux que je viens d'exposer la plus grande analogie, mais je m'abstiendrai. Seulement, avant de clore ce chapitre, je conclurai et je dirai : que dans la phthisie à marche excessivement lente, les préparations ferrugineuses maniées avec prudence, avec circonspection, et quelles qu'elles soient, me paraissent avoir un bon effet, lorsque l'anémie ou l'appauvrissement du sang se manifeste ; et que dans ces circonstances, non-seulement la maladie de poitrine ne me paraît pas en être influencée défavorablement, mais qu'il survient au contraire une amélioration qui pourrait bien dépendre de leur action tonifiante et reconstitutive.

Les faits sur lesquels je base ces conclusions ne sont pas assez nombreux pour que j'ose me prononcer hardiment. Il y a cependant quelques présomptions, quelques probabilités que j'indique, mais comme jalons seulement.

Une masse imposante de faits et de faits bien observés peut servir à trancher cette importante et délicate question : et je ne doute pas que M. le Rapporteur du Concours institué par la Société médicale de Toulouse, ne vienne à ce sujet, riche des observations qui lui sont propres, et de celles de ses éminents collègues, apporter une solution vivement désirée.

Je vais actuellement, dans une série de chapitres, étudier l'action des diverses préparations ferrugineuses, préconisées dans le traitement de la phthisie, et faire connaître les indications et contre-indications de ces moyens médicamenteux.

J'ai essayé les préparations ferrugineuses les plus diverses, sur plusieurs centaines de phthisiques, je dirai donc ici toute ma pensée, et rien ne me fera dévier de la ligne droite.

CHAPITRE IV.

La phthisie et l'iodure de fer.

En 1834, un homme éminemment habile et de bonne foi, M. le docteur Dupasquier, professeur à l'École de médecine de Lyon, fit connaître le résultat des expériences qu'il avait tentées avec l'*iodure de fer* pour la guérison de la phthisie pulmonaire, et il publia de nombreuses formules qui n'ont pas survécu. Mais il est hors de doute que ce médecin consciencieux et distingué obtint plusieurs fois la *guérison* de malades affectés de tubercules pulmonaires à l'état de crudité, et plusieurs améliorations considérables chez des malades dont les tubercules avaient subi un commencement de ramollissement.

Dans un travail comme celui-ci, je veux me passer des observations des autres, car je peux me contenter des miennes qui sont peut-être déjà trop nombreuses, mais que je ne donnerai assurément pas toutes, car il me faudrait écrire des volumes, et rien ne me paraît fastidieux comme la lecture d'un ouvrage farci d'observations. J'en serai donc aussi sobre que possible, et ne relaterai que celles que je jugerai indispensables pour les conclusions du travail que j'entreprends.

Donc, je ne dirai rien des observations de feu Dupasquier, et je me bornerai à indiquer que les expériences tentées en 1842 par M. Piédagnel, ne furent pas aussi heureuses que celles du docteur Dupasquier. Il est vrai que M. Piédagnel s'adressa à une mauvaise préparation, et qu'il l'administra à des doses fabuleuses (75 centigrammes à 1 gramme), et qu'il eut des mécomptes et même des accidents assez sérieux pour l'obliger à suspendre le médicament.

M. le professeur Andral voulut essayer aussi l'iodure de fer dans le traitement de la phthisie, et il ne fut pas *mécontent* des effets qu'il obtint, quoiqu'il n'eût expérimenté que sur des malades arrivés au troisième degré de la phthisie. M. Andral formula même cette opinion : « Que l'iodure de fer devait être considéré comme le médicament le plus précieux contre la phthisie. »

M. Louis eut aussi, à l'hôpital Beaujon, quelques succès, je ferais mieux d'écrire quelques améliorations, mais non pas des guérisons définitives, comme le docteur Dupasquier en avait enregistrées.

En 1844, M. Bricheteau voulut savoir à quoi s'en tenir sur le compte de l'iodure de fer, et il essaya ce médicament à l'hôpital Necker; sur quelques malades qui furent soulagés, mais non guéris.

Il est bon de noter que jusqu'alors, on avait, de l'aveu même des chimistes, de mauvaises préparations d'iodure de fer. Mais un ancien interne en pharmacie des hôpitaux de Paris, M. Gille, publia une formule qui remédiait aux reproches justement adressés à l'altérabilité rapide du proto-iodure de fer, et il put, sous forme de dragées roses, livrer à l'état solide un proto-iodure de fer inaltérable. Cette préparation reçut la haute sanction de l'Académie de médecine de Paris. Le même chimiste-pharmacien fit un sirop et une huile de proto-iodure de fer qui ont joui aussi de la faveur du public médical.

M. le docteur Vigla essaya cette huile de proto-iodure de fer dans la phthisie, à la maison municipale de santé du faubourg Saint-Denis, et n'eut qu'à s'en louer. Il affirma que cette préparation était d'un emploi facile et qu'elle était tolérée par tous les estomacs; que les malades la prenaient sans répugnance, etc.

M. le docteur Maillot, professeur de clinique au Val-de-Grâce, voulut aussi expérimenter les préparations de proto-iodure de fer, et il donna la préférence à l'huile de proto-iodure de fer fabriqué par M. Gille. A la dose de 30 grammes par jour, contenant un décigramme de proto-iodure de fer, cette huile a produit de bons effets chez quelques malades atteints de phthisie commençante.

M. le docteur Putégnat, de Lunéville, un de nos praticiens les plus distingués, a aussi essayé les préparations d'iodure de fer chez des phthisiques, et il a enregistré des améliorations.

M. le docteur Belouino, en 1854, 1855 et jusqu'à ces derniers temps (1864), a eu beaucoup à se louer des préparations d'iodure de fer dans le traitement de la phthisie. Cet honorable médecin a même relaté de nombreuses observations de guérison.

J'en dirai autant de MM. Bader, Macario, etc., qui ont une grande confiance dans cette préparation.

Je dois une mention spéciale à mon ami le docteur Emile Lepetit (de Poitiers), qui a obtenu de très-brillants résultats dans la phthisie au 1er, au 2e et même au 3e degré, avec les diverses préparations à l'iodure de fer de M. Gille.

Il est certain que les observations que j'ai sous les yeux et qui émanent de cette longue série de praticiens célèbres dont je viens d'indiquer les noms, sont bien faites pour encourager et pour porter la conviction dans l'esprit de ceux qui voudraient se renfermer dans un froid scepticisme. Mais je n'ai voulu me laisser influencer ni par les noms, ni par les résultats; j'ai voulu expérimenter moi-même, et c'est avec une sincère et infinie bonne foi que je livre mes expériences au Jury chargé de prononcer sur leur valeur.

Il ne faut pas perdre de vue que beaucoup d'expérimentateurs ont noté seulement des améliorations, et que quelques-uns seulement ont consigné des guérisons. Pourquoi cette divergence? Faut-il la chercher dans l'époque à laquelle ils ont administré le remède? Peut-être bien; car il faut reconnaître qu'une phthisie au troisième degré, une phthisie réelle, est rarement, bien rarement, excessivement rarement curable... Et cependant il y a eu, dit-on, des guérisons. Je ne me permets pas de douter de la justesse du diagnostic d'une maladie que je n'ai pas suivie : je crois donc à ce qu'ont écrit les auteurs que j'ai cités, je suis seulement désolé de ne pouvoir être d'accord avec eux, quant aux résultats obtenus par moi : et je serai obligé d'avouer que là où ils ont réussi, moi j'ai complétement échoué.

Depuis dix ans, j'ai traité par les préparations de proto-iodure de fer plus de cent dix malades atteints de phthisie. Je ne dirai pas ici ces cent dix observations, mais je relaterai quelques-unes de celles qui appartiennent soit à la classe pauvre, soit à la classe riche. J'ai le plus souvent eu recours aux dragées de proto-iodure de fer; quelquefois cependant j'ai essayé l'huile ou le sirop de proto-iodure de fer, et j'avoue n'avoir pas trouvé de différence dans les effets.

Les trois préparations ont été similaires dans les résultats que j'ai obtenus. Après avoir consigné ici quelques observations, je donnerai les conclusions des faits par moi recueillis, sans me préoccuper de leur concordance avec telles ou telles statistiques, et sans me mettre en peine de provoquer la ruine de telle ou telle médication si je la trouve désastreuse ou d'effet nul. La vérité avant tout.

M. Gille n'est pas le seul qui se soit occupé de l'iodure de fer; et je dois mentionner des préparations rivales. N'y a-t-il pas les pilules de Blancard à l'iodure ferreux inaltérable? Ne connaît-on pas aussi les dragées de proto-iodure de fer et de manne de M. Fouché, d'Orléans, etc.

Mon intention n'est pas d'examiner ici toutes ces préparations et d'en dire la valeur. Je n'ai pas la prétention d'avoir expérimenté toutes celles qui ont vu le jour; je me suis contenté de m'adresser aux agents qui ont eu le plus de vogue et en faveur desquels on a rompu le plus de lances.

Il était important pour moi de poser ces faits, afin de ne pas encourir un reproche que je n'aurais pas mérité; et afin qu'on ne cherche pas dans ce travail ce qui ne saurait y exister.

Obs. 5e. — *Phthisie consommée du côté droit. — Anémie profonde. — Dragées au proto-iodure de fer. — Mort.*

Mlle D... est une grosse jeune fille, bien joufflue, appartenant à de bons et honnêtes ouvriers aisés. Elle eut toutes les apparences de la plus magnifique santé jusqu'à l'âge de quinze ans, époque à laquelle elle éprouva, à la suite d'un violent et long refroidissement, une suppression menstruelle, pour laquelle la mère mit tout en œuvre (amers, ferrugineux, armoise, pédiluves, et cataplasmes sinapisés.)

Les menstrues ne reparaissant pas, et la jeune fille toussant beaucoup, Mme D..,.. se décida à demander l'avis d'un médecin auquel on l'adressa. Notre confrère questionna la jeune malade, s'enquit avec soin de l'époque depuis laquelle les règles étaient supprimées, appliqua un sthéthoscope sur les carotides, et son oreille sur le cœur, et conseilla un flacon de pilules de proto-iodure de fer, une, matin et soir, d'abord pendant quatre jours; puis ensuite deux, matin et soir. — En vingt-deux jours, le flacon fut épuisé, et Mlle D... n'éprouvant pas de mieux, alla de nouveau avec sa mère consulter son médecin, qui fut frappé alors des ravages faits par la maladie. Cela se passait au mois de juillet 1860.

Il examina attentivement la poitrine, et trouvant à droite des lésions graves, il prit la mère en particulier, et lui dit que sa fille était plus malade, beaucoup plus malade qu'elle ne le pensait, qu'il y avait des précautions à prendre, et que dans tous les cas, pour mettre sa responsabilité à couvert, il demandait l'avis d'un autre médecin. Je fus choisi, et après sérieux et minutieux examen qui eut lieu chez les parents de la jeune fille, le 31 juillet, je constatai un gargouillement très-manifeste dans la fosse sous-épineuse droite, de la pectoriloquie, des craquements humides sous la clavicule droite, avec matité très-prononcée, et un peu de faiblesse du murmure respiratoire avec matité peu marquée sous la clavicule gauche. L'anémie était profonde, le teint d'un jaune verdâtre, l'appétit nul, la soif modérée, pas de diarrhée, pas de fièvre. La toux était incessante le jour et la nuit; la petite malade ne pouvait goûter un moment de sommeil. L'expectoration était d'un vert grisâtre, puriforme.

Notre prescription commune fut celle-ci : continuation des dragées à l'iodure de fer, à la dose de quatre par jour, comme reconstituant; vin de quinquina au Malaga, trois cuillerées à bouche par jour; une pilule de chlorhydrate de morphine de 1 centigramme le soir en se couchant. Des frictions toniques avec le rhum sur la poitrine, de la flanelle sur la peau; viandes grillées; vin coupé.

Le 17 août, je fus appelé une seconde fois en consultation près de cette jeune fille; son état s'était encore aggravé, il y avait de l'anasarque, de la fièvre, un peu de délire. Les signes stéthoscopiques étaient déplorables, gargouillements, râles muqueux à grosses bulles dans le poumon droit, râles muqueux sibilants dans toute l'étendue du poumon gauche; l'expectoration puriforme très-abondante, sueurs nocturnes, diarrhée colliquative, etc.

Nous supprimons d'un commun accord les préparations de fer, et nous prescrivons des pilules de quinquina et de sulfate de quinine, nous conseillons des frictions sur les extrémités inférieures avec le vin de gentiane, et sur le thorax avec la teinture d'iode affaiblie.

Le 15 octobre, Mlle D. ..., après être arrivée au marasme le plus effrayant, succombait à une phthisie dont la marche avait été assez rapide.

Le père de cette jeune fille, qui présentait les plus belles apparences, s'est alité le 26 avril 1861, pour un gros rhume, disait-il. Ce gros rhume ne disparaissant pas sous l'influence du vin chaud à la cannelle et du punch, je fus demandé au bout de huit jours. Je ne constatai tout d'abord que les symptômes d'une bronchite des plus aiguës avec fièvre intense, anorexie, etc.

Une potion avec le kermès et l'oxyde blanc d'antimoine n'ayant eu aucune efficacité, quoique continuée pendant environ huit jours, je fus appelé de nouveau; je mis tout en œuvre pour enrayer cette maladie, pour calmer la toux, pour faire taire la fièvre: efforts inutiles. M. D... se tuberculisa. Le poumon droit fut envahi du sommet à la base, et en moins de deux mois et demi, le malheureux père allait rejoindre sa fille.

Voilà, entre des vingtaines d'exemples que je pourrais rapporter ici, une observation curieuse d'un père devenant et mourant phthisique quelque temps après son enfant, pour justifier pour ainsi dire cette loi d'hérédité à laquelle certains observateurs attachent tant d'importance.

Je vais rapporter encore une observation semblable, parce qu'elle rentre dans mon sujet; mais je bornerai là ces sortes de citations.

Obs. 6e. *Phthisie consommée du côté droit. — Lymphatisme exagéré. — Accidents bizarres. — Hémoptysies. — Dragées de proto-iodnre de fer. — Mort.*

M. B... est un jeune homme de dix-neuf ans, frêle et délicat, blond, à chevelure soyeuse, aux yeux bleus. Il a été élevé dans la mollesse et dans la plus grande opulence. Il a eu des glandes au cou, des ophthalmies nombreuses pendant les douze premières années de sa vie. A dix-huit ans, après une partie de cheval, dans laquelle il avait mouillé jusqu'aux os (c'est son expression), il fut pris d'un rhume très-opiniâtre que l'on combattit avec l'huile de foie de morue, et qui s'amenda sans jamais disparaître complétement.

Son père, sa mère et sa sœur semblaient être des colosses.

A dix-neuf ans donc, M. B... est pris, le 15 janvier 1857, en rentrant du bal, d'un malaise affreux, pour lequel on va éveiller plusieurs médecins. On arrive près de lui, on s'interroge du regard, on se demande ce que cela veut dire, et on constate enfin une violente crise de nerfs qui éclate par suite d'une vive émotion ou contrariété qu'il avait ressentie et qu'il avait dissimulée pendant la soirée.

Le lendemain, M. B... est courbaturé, brisé, il garde le lit: ses médecins sont demandés de nouveau, et pendant quelques jours on fait une médication antispasmodique, calmante.

Le 26 janvier, une hémoptysie assez inquiétante a lieu et dure pendant dix jours, se renouvelant presque tous les soirs vers onze heures.

Le 8 février, je vois M. B... pour la première fois avec ses médecins ordinaires, et je suis frappé de sa pâleur livide; j'ausculte, et je trouve les désordres les plus sérieux au sommet du poumon droit en arrière et en avant, craquements humides, respiration très-prolongée, matité sous la clavicule, pouls faible et lent, peau fraîche, inappétence, insomnie, moral détestable. Toux fatigante, quinteuse, très-sonore; expectoration nulle.

Je conseille l'huile de foie de morue à l'intérieur, des frictions de teinture d'iode à l'extérieur, et une alimentation riche, en attendant que nous puissions diriger ce jeune malade sur les Eaux-Bonnes. Mon avis fut discuté par mes confrères et rejeté. Ils préférèrent s'adresser à un médicament qui jouissait d'une grande vogue, le proto-iodure de fer, et dont ils attendaient, disaient-ils, les meilleurs résultats chez un jeune homme anémié et adonné peut-être à la masturbation ou aux excès vénériens.

Le lymphatisme était réel, visible, tangible, et cela frisait même la scrofule; y avait-il donc danger à prescrire ce traitement et à y applaudir. J'avais bien parlé de l'hémoptysie, mais on m'avait objecté que c'était aussi pour réparer la perte de sang qu'il avait faite, perte considérable, qu'on donnait ce médicament. Je ne fus pas trop convaincu, cependant je laissai faire, et M. B... fut mis à l'usage du proto-iodure de fer en dragées, à la dose de deux, matin et soir, pendant huit jours; et de quatre, matin et soir, pendant environ un mois, sans qu'on vît rien de particulier en bien ou en mal dans son état.

Le 26 mars, une hémoptysie terrible eut lieu encore une fois, après un mouvement de colère que M. B... ne put pas maîtriser; elle dura pendant seize jours sans que l'ergot de seigle, le ratanhia, les sinapismes, la glace etc., la fissent complétement cesser. Je revis ce jeune malade à cette occasion, et je l'auscultai le 14 avril avec le plus grand soin. Tout le poumon droit était farci de tubercules; les craquements humides, le gargouillement, la matité, l'expectoration caractéristique, la pectoriloquie, la fièvre, la toux, me donnaientl es plus vives inquiétudes et me faisaient craindre une catastrophe très-prochaine; j'en parlai hautement et carrément à mes confrères qui ne le crurent pas aussi malade que je le disais.

L'huile de foie de morue, le vin et le sirop de quinquina, les cigarettes arsenicales, furent conseillés, et l'on abandonna complètement l'iodure de fer, mais pour conseiller un peu d'eau de Bussang à chaque repas avec du vin de Bordeaux.

Le 30 avril ce n'était plus qu'un squelette, dont la voix et la toux étaient éteintes et dont les mains osseuses, décharnées étaient effrayantes à voir.

Le 6 mai il succombait après une agonie de quelques heures.

J'ai dit, il n'y a qu'un instant, que le père, la mère et la sœur semblaient être des colosses. Eh bien ! deux ans après l'inhumation de son fils, M. B... père, âgé de 67 ans, s'alitait et mourait phthisique après quatre mois et vingt jours de maladie.

La mère est toujours très forte et bien portante, quoiqu'elle ait bien aujourd'hui 70 ans.

La sœur du jeune B... Mme de R... a toutes les apparences d'une phthisique ; elle tousse, elle a beaucoup maigri, et quoique je n'aie pas mis mon oreille sur sa poitrine, j'ai lieu de croire qu'elle a une mauvaise et redoutable maladie héréditaire sans doute, qui la tuera d'ici à quelques années ou peut être d'ici à quelqnes mois.

Au moment d'envoyer ce mémoire, j'apprends que cette jeune dame est à toute extrémité, et que d'ici à quelques jours, elle aura succombé à la phthisie. — Elle est morte le 5 janvier 1865.

Je ne crois pas que chez le jeune B... les dragées de protoiodure de fer, fussent indiquées au début de la maladie, et je crois même qu'avec une nature aussi irritable que la sienne, il y avait nécessité d'employer d'autres moyens.

La constitution lymphatique, l'onanisme peut-être, l'émaciation, la pâleur, pouvaient militer en faveur des ferrugineux ; mais sa vivacité, ses emportements, ses hémoptysies pouvaient faire craindre que cette médication fût mal supportée. Et en effet, elle l'a été assez mal. Il lui survint de nouvelles hémoptysies qui se fussent *peut-être* reproduites sans cette médication.

J'ai protesté ; je ne pouvais faire que cela.

Obs 7e — *Phthisie du côté droit engendrée par des grossesses multiples chez une femme nerveuse, avare, se nourrissant mal, quoique fort riche. — Iodure de fer et huile de foie de morue, lait d'ânesse, etc. — Mort.*

Le 16 janvier 1863, Mme D... âgée de 42 ans, pâle, maigre, nerveuse, mère de cinq enfants en bas âge, accouchée pour la dernière fois le 25 juillet 1862, vint me consulter pour un rhume très-opiniâtre dont elle était atteinte depuis plus de six semaines, et qui avait résisté à tous les sirops pectoraux, à toutes les pâtes à tous les bonbons qu'elle avait ingérés. Questionnée avec soin sur les antécédents de sa famille, Mme D... ne me répondit rien de satisfaisant relativement à l'hérédité d'une maladie de poitrine. Sa sœur, qui demeure près d'elle, et qui est plus âgée qu'elle de 10 ans, a bien des accidents graves du côté du poumon gauche, mais cela ne me suffisait pas.

Auscultée avec la plus vive attention, Mme D... m'offrit sous la clavicule droite, une absence presque complète de respiration, et une matité très-considérable et très-étendue. En arrière, quelques râles muqueux à grosses bulles et un notable affaiblissement de la respiration. A gauche, au contraire, la respiration était pénible. Toux incessante, fatigante, quinteuse, sans expectoration autre qu'une salive filante, que la malade qualifie de glaireuse. Perte complète d'appétit, soif vive, langue rouge, dépouillée de son épithélium, vomituritions fréquentes, diarrhée abondante, fièvre nulle, pouls à soixante quatre; sommeil bon.

Eu égard à l'état des voies digestives, qui était fort mauvais, je prescrivis trois fois par jour quatre grammes de craie broyée dans un demi-verre d'eau sucrée, et une petite pilule de trois centigrammes d'extrait aqueux thébaïque, le soir en se couchant.

Au bout de dix jours, l'amélioration étant très-remarquable du côté du tube digestif, je conseillai à la malade du lait d'ânesse (une tasse matin et soir) et une pilule de proto-iodure de fer, également matin et soir.

Au bout de quatre jours, on devait donner deux dragées matin et soir. Viandes grillées ou rôties, panades, tisane de lichen.

Le 14 février, il y avait une amélioration apparente telle que tout le monde était heureux autour d'elle ; son mari surtout ne se sentait pas de joie.

A l'auscultation, loin d'avoir gagné quelque chose, j'avais perdu, il y avait du gargouillement assez marqué dans la fosse sous-épineuse droite, et des craquements très-évidents dans la fosse sus-épineuse gauche. Pas de fièvre, bon sommeil, appétit raisonnable.

Six dragées de proto-iodure de fer ; même régime.

Le 1er mars, hémoptysie formidable, arrivant après un mouvement de colère que cette malade ne put réprimer. Elle rendit à peu près un litre de sang. Arrivé près d'elle, je la trouvai froide, presque inanimée, les lèvres décolorées, le pouls imperceptible, je l'arrosai de vinaigre, je fis frapper les extrémités inférieures de sinapismes et prescrivis une potion cordiale. Mme D... revint à elle, je conseillai alors une potion au perchlorure de fer, trois grammes, la diète et le repos.

Quelques crachats sanguinolents furent expectorés pendant quelques jours ; et le 6 mars, tout était rentré dans l'ordre.

N'ayant pas une foi très-grande et très-robuste dans les préparations ferrugineuses, et craignant que l'hémoptysie ne fût un peu de leur fait, je les suspendis et proposai à la malade de prendre de l'huile de foie de morue, à la dose de deux cuillerées à bouche matin et soir.

Elle accepta.

L'huile fut continuée pendant un mois entier, sans effets bien marqués ; la maladie semblait pour le vulgaire rester stationnaire, mais pour un médecin à oreille exercée, le mal faisait des ravages, le gargouillement augmentait à droite ; les craquements avaient cessé à gauche et la respiration y était seulement puérile.

Au 10 mai, seconde hémoptysie peu abondante, sans cause connue. Perte d'appétit et amaigrissement rapide à la suite, diarrhée, toux fatigante, rauque, quinteuse; expectoration puriforme.

Un confrère appelé en consultation, conseilla le bismuth à haute dose, et les cigarettes arsenicales de M. Trousseau.

Le 28 mai, la maladie avait fait de tels progrès, que la pauvre dame était réduite à l'état de squelette vivant. Elle s'éteignit en dormant, le 3 juin.

Cinq mois après sa mort, sa sœur Mme C... tomba malade, elle fut prise d'une sorte de bronchite capillaire qui fut combattue avec vigueur, mais qui ne céda pas complétement au kermès, à l'oxyde blanc d'antimoine et aux opiacés.

Au mois de janvier 1864, un petit épanchement pleurétique se fit à gauche, il se résorba promptement sous l'influence des vésicatoires et de la teinture de digitale.

Le 17 mars, nouvelle bronchite avec craquements sous la clavicule gauche et dans la fosse sous-épineuse. Bruit respiratoire moindre et voilé dans toute l'étendue de ce poumon. Respiration exagérée à droite, fièvre, pouls irrégulier.

La phthisie prit une marche tellement aiguë que le 28 avril Mme C... était morte.

Obs. 8e. — *Scrofule, pleurésie du côté gauche, phthisie pulmonaire aiguë. — Dragées au proto-iodure de fer. — Mort.*

Mlle Victorine B... est une jeune fille blonde, lymphatique, aux yeux bleus, aux cils longs et soyeux, dont le père est mort phthisique il y a seize ans. Cette jeune personne, à vingt-deux ans, vit survenir, par suite d'un séjour longtemps prolongé dans un lieu humide et d'une nourriture insuffisante, un abcès froid à la région cervicale du côté gauche. Cet abcès s'ouvrit après trois mois de durée et fut plus de huit mois avant de se cicatriser. Sur ces entrefaites, elle fut recherchée en mariage par un jeune tonnelier demeurant dans la même maison qu'elle. Elle me demanda mon avis, et la connaissant peu, mais soupçonnant sa mauvaise santé, je lui conseillai d'attendre quelques mois. Le jeune homme devint plus pressant, et sa mère la maria.

A peine était-elle mariée, qu'elle contracta une pleurésie du côté gauche. La pleurésie eut une marche aigüe, régulière, l'épanchement se résorba sous l'influence de la teinture de digitale et de l'abstinence des boissons ; mais il resta à Mme G... jadis Mlle V. B..., une petite toux sèche contre laquelle tous les antispasmodiques et tous les narcotiques, la narcéine même vinrent échouer. J'essayai encore une fois chez elle les dragées au proto-iodure de fer, et j'en donnai une matin et soir, pendant trois ou quatre jours, puis deux matin et soir, et enfin j'arrivai à en prescrire six par jour, deux au matin, deux au tantôt et deux au soir.

Aucun amendement ne se produisit, l'appétit se perdit, les forces déclinèrent, la toux devint incessante, la fièvre s'alluma. A dater de ce moment, je supprimai les ferrugineux, et dix-neuf jours après, c'est-à-dire, le 23 octobre 1864, à onze heures du matin, cette jeune femme succombait avec tous les phénomènes de la phthisie arrivée au troisième degré. Les signes stéthoscopiques, les ulcérations du larynx, la voix éteinte, la diarrhée, la toux incessante et éteinte, l'expectoration puriforme, les sueurs nocturnes, le délire, rien n'y manqua.

L'absence de fièvre au début de la maladie, la nature strumeuse de cette jeune personne, furent les raisons sur lesquelles je me basai pour prescrire cette préparation ferrugineuse qui échoua complétement.

Obs. 9e. — *Excès de toute nature. — Pleurésie du côté gauche. — Convalescence pénible et difficile. — Phthisie. — Dragées au proto-iodure de fer. — Dragées de lactate de fer. — Hémoptysie. — Mort.*

Mlle G... est une fille de trente-deux ans, qui a mené très-joyeuse vie. Elle a eu trois enfants dont l'aîné est mort scrofuleux et dont les deux autres sont également entachés de ce vice. Mlle G... est brune avec des cheveux noirs et des yeux bleus. Elle avait une santé superbe. Mais les excès de toute sorte, l'absinthe, le bal, les plaisirs de l'amour eurent bientôt ruiné cette magnifique constitution. En 1862, le 30 décembre, elle fut prise, en sortant d'un bal public, d'un frisson violent, elle rentra chez elle et se mit au lit. Appelé près d'elle dès le matin, je constatai une fièvre des plus intenses et une douleur vive sous le sein gauche, avec matité assez prononcée à la percussion et diminution du murmure respiratoire. Cette pleurésie traitée avec énergie ne céda complétement cependant qu'après six mois de soins assidus, pendant lesquels la vie de Mlle G... fut plusieurs fois en danger.

A la suite de cette pleurésie, le pouls cessa d'être fébrile, le murmure vésiculaire se fit entendre aussi bien à gauche qu'à droite, la malade recouvra son appétit et reprit son genre de vie; mais elle resta pâle. Je lui conseillai alors les dragées au proto-iodure de fer. Elle en consomma trois flacons, ses règles reparurent et les roses recommencèrent à paraître sur ses joues. Elle se croyait guérie, mais je ne partageais pas son espoir. De temps en temps une petite toux sèche se faisait entendre; la pauvre malade n'y prenait pas garde et n'y attachait aucune importance. La fièvre étant absente, et l'auscultation ne révélant qu'une expiration un peu prolongée dans la fosse sus-épineuse droite, je conseillai de nouveau, c'était au mois de novembre 1863, les dragées au proto-iodure de fer, dont elle prit encore deux flacons. Mais le mal avait fait en peu de temps d'abominables progrès : la toux était incessante, l'expectoration d'un vert foncé, les yeux étaient mornes et éteints; des craquements humides se faisaient entendre sous les deux clavicules. Du gargouillement restait dans la fosse sous-épineuse droite avec pectoriloquie très-accentuée. L'appétit était perdu, le teint était plombé, et deux mois s'étaient à peine écoulés que Mlle G... était un fantôme. Obligé de m'absenter pendant quelques jours, je chargeai un de mes confrères de la voir; il lui conseilla quelques dragées de lactate de fer qu'elle ne put continuer. Le 30 janvier, une hémoptysie très-abondante survint, et incapable de supporter une perte de sang aussi grande, la malade succomba le 2 février 1864,

La fièvre étant nulle, et cette fille relevant d'une longue maladie, j'ai cru que le proto-iodure ferait peut-être merveille : je me suis trompé encore une fois,

Obs. 10e. — *Phthisie confirmée des deux côtés. — Misères. — Privations, etc. — Dragées au proto-iodure de fer. — Huile de foie de morue. — Amélioration momentanée. — Mort.*

Jeanne T... est une fille de dix-sept ans, qui a été menstruée à l'âge de douze ans, et qui depuis lors les a toujours vu régulièrement. Elle est en apprentissage chez une lingère, et comme elle tousse depuis un mois, elle vient me demander un conseil. Je l'ausculte le 19 octobre 1863, et je trouve au sommet des poumons droit et gauche en avant, une absence presque complète du bruit respiratoire; et en arrière surtout dans la fosse sus-épineuse droite, des craquements assez marqués. Dans le poumon gauche en arrière, quelques râles muqueux à grosses bulles. L'expectoration est à peu près nulle. Il n'y a pas de fièvre, pas de diarrhée; l'appétit est conservé.

Je prescris à cette pauvre Jeanne une dragée, matin et soir, de proto-iodure de fer pendant dix jours, et je lui recommande de porter ensuite la dose des dragées à quatre par jour, deux le matin et deux le soir. Je conseille en outre une cuillerée à bouche, matin et soir, d'huile de foie de morue, et une tisane de lichen. Je lui dis (soins superflus) de se nourrir le mieux possible.

Le 14 novembre, je la revois; elle accuse un peu d'amélioration, et en effet, son facies est meilleur. Les signes stéthoscopiques ne se sont cependant pas amendés, car il y a du gargouillement dans la fosse sous-épineuse droite et un peu de souffle dans la fosse sus-épineuse gauche. Expectoration puriforme assez abondante.

J'insiste sur les mêmes moyens, puisque la fièvre fait défaut et qu'il n'y a pas d'excitation des organes pulmonaires. Je lui donne donc pour M. le maire de sa commune une nouvelle liste des mêmes médicaments, et je lui fais avoir de la viande et du vin, en lui conseillant de rester chez elle et de ne plus retourner chez sa maîtresse d'apprentissage.

Le 30 décembre, une hémoptysie eut lieu, elle se renouvela pendant onze jours, malgré le perchlorure de fer, l'ergotine, le ratanhia, la glace, les sinapismes.

Enfin, le 11 janvier 1864, Jeanne était à l'état de cadavre, elle ne crachait plus de sang il est vrai; mais elle toussait sans cesse et pouvait à peine parler, tant le timbre de sa voix était brisé. Un muguet confluent se montra le 17, et en quatre jours elle fut étranglée par lui.

J'eus beau conseiller le chlorate de potasse à l'intérieur, le borax en applications topiques; ce muguet ne put être détruit.

Obs. 11e. — *Phthisie confirmée du côté droit : misère, privations. — Hérédité. — Dragées au proto-iodure de fer. — Sirop de quinquina; cigarettes arsenicales. — Mort.*

Camille D..... est un garçon de vingt-cinq ans, aux yeux bleus, à la forme grêle, qui a voulu apprendre l'état de menuisier. Son père, ouvrier serrurier, a une nombreuse famille, et gagne péniblement la vie de sept enfants encore en bas âge. La mère est morte phthisique en 1859. Camille a voulu quitter le toit paternel, par suite de quelques paroles aigres que son père lui a adressées; il loge dans un garni et vit à la gargotte; le dimanche et le lundi il fait la noce.

Le 3 août 1862, après avoir passé quelques jours à boire, il fit une partie de bateau avec quelques-uns de ses amis; après avoir ramé et s'être échauffés, ces imprudents se mirent à l'eau, Camille fit comme les autres, et à partir de ce moment il toussa, mais ne souffrant pas plus que de coutume, il n'y fit pas attention. Un mois s'écoula, et la toux devenant plus opiniâtre; le vin chaud avec la cannelle, le punch n'ayant pas renvoyé cet hôte incommode, à bout de ressources thérapeutiques, Camille alla consulter un médecin qui lui prescrivit quelques pilules opiacées, de la tisane de bourgeons de sapin et un régime adoucissant.

Le 17 novembre, Camille me fit appeler dans son garni pour le voir et pour lui dire ce qu'il devait faire : il ne pouvait plus travailler, il était essoufflé dès qu'il essayait de marcher ; l'appétit était perdu, la soif nulle ; il n'y avait pas de fièvre, mais une pâleur, une décoloration des tissus telles que j'en fus effrayé.

L'auscultation me révéla des désordres graves : au sommet du poumon droit en arrière très-haut, une énorme caverne dans laquelle on entendait et du gargouillement et de la pectoriloquie ; en avant, craquements très-marqués sous la clavicule droite ; à gauche, quelques ronchus sonores.

Je conseillai l'hôpital, mais l'énergique protestation de Camille me força de battre en retraite. Je prescrivis un flacon de dragées au proto-iodure de fer, du sirop de quinquina et des cigarettes arsenicales, d'après la formule du professeur Trousseau.

Le 28 novembre, la fièvre s'était allumée ; le père de Camille, informé de sa fâcheuse position, était venu le voir et l'avait fait transporter chez lui : je fis cesser les dragées, je prescrivis en tremblant l'huile de foie de morue, car il y avait un semblant de diarrhée. L'huile ne put être tolérée. Je me bornai aux opiacés.

Le 14 décembre, ce jeune homme succombait aux atteintes d'une phthisie qui avait marché avec une grande rapidité.

OBS. 12e — *Phthisie confirmée du côté droit. — Grossesses répétées. — Chagrins. — Misères. — Privations. — Mauvais traitements, etc. — Dragées au proto-iodure de fer. — Huile de foie de morue. — Hémoptysies. — Mort.*

Mme C... est une femme de trente-deux ans, qui, mariée depuis dix ans, a eu neuf enfants. Elle a épousé un ouvrier habile qui était arrivé à faire un commerce considérable de bois de placage. Des voyages trop répétés, des livraisons de marchandises chez des fabricants ou des ouvriers peu solvables, amenèrent bientôt la faillite du sieur C... Pour s'étourdir, cet homme s'adonna à l'ivrognerie ; il battit sa femme, rudoya ses enfants, les laissa dans la misère, dans les privations, dans le dénuement et la douleur, pendant qu'il passait de longues heures à s'enivrer au cabaret.

A bout de forces, cette femme, qui était d'une constitution des plus robustes et des plus vigoureuses, tomba dans un état de marasme effrayant ; elle vomissait tout ce qu'elle prenait ; la diarrhée se montrait souvent : une petite toux sèche, caractéristique, revenait le matin et le soir. J'auscultai cette pauvre jeune femme, le 25 septembre 1864, et je trouvai au sommet du poumon droit, une absence complète de murmure respiratoire en avant et en arrière ; quelques râles muqueux à grosses bulles étaient disséminés dans tout le poumon. Le gauche paraissait sain ; je lui prescrivis, vu son état de faiblesse et son dépérissement, une dragée de proto-iodure de fer matin et soir, un peu de viande grillée, du vin coupé d'eau et une cuillerée à café de bonne eau-de-vie après ses repas. Je m'arrangeai de façon à ce qu'elle eût de la viande tous les jours.

Le 5 octobre, je lui conseillai deux dragées matin et soir, puisqu'elles étaient bien supportées, qu'il n'y avait pas de fièvre et plus de diarrhée, et une tisane de lichen édulcorée avec le sirop de Tolu.

Le 20, le peu d'amélioration indiqué précédemment ne s'était pas soutenu ; depuis deux ou trois jours, il survenait, le soir, à deux ou trois heures, un frisson assez fort, suivi de sueur dans la soirée. Je fis cesser les dragées qui, du reste, étaient à peu près finies (il en restait encore deux), et je conseillai une petite dose d'arséniate de quinine, un décigr. en cinq pilules, à prendre de trois en trois heures.

Le 25, la fièvre continue, les pommettes sont colorées en rouge vineux, la toux est fatigante, l'expectoration abondante, spumeuse, filante, mêlée d'un mucus épais, d'un jaune verdâtre. Les signes stéthoscopiques sont mauvais, il y a du gargouillement au niveau de la fosse sous-épineuse droite et de la pectoriloquie ; sueurs nocturnes.

Sirop de quinquina, et huile de foie de morue.

Le 10 novembre, les accidents faisaient de rapides progrès, et la mort semblait menacer d'enlever en peu de temps cette malheureuse jeune femme : fièvre hectique, vomissements incessants, anorexie complète. Une petite potion avec eau de laitue et sirop diacode 40 grammes, chloroforme pur, huit gouttes, arrêta les vomissements, et la pauvre femme C..... put encore ingérer quelques aliments.

Le 21 novembre, hémoptysie terrible (une pleine cuvette de sang), sinapismes, ergotine.

Le 22, l'hémoptysie n'a pas reparu, continuation des mêmes moyens ; diète lactée.

Le 26, nouvelle hémoptysie qui se reproduisit de temps en temps jusqu'au moment de sa mort, arrivée le 2 décembre 1864, à 8 heures du soir. J'ai tenu à donner cette curieuse observation pour faire voir encore combien il faut être circonspect dans les opinions qu'on se forme relativement aux propriétés des médicaments. Ici, le proto-iodure de fer a semblé tout d'abord amener un peu d'amélioration, puis les accidents ont marché avec une rapidité désespérante, et des hémoptysies très-graves sont venues hâter la catastrophe, bien que l'état général fît présager une terminaison fatale dans un très-court délai.

Obs. 13e. — *Phthisie pulmonaire du côté gauche. — Anémie. — Grossesses. — Dragées au proto-iodure de fer. — Amélioration remarquable.*

Mme R..., âgée de vingt-sept ans, paraissait jouir d'une assez bonne constitution, lorsqu'elle se maria au mois de février 1856. Il y avait cependant quelques phthisiques dans sa famille, car un frère et une sœur de sa mère avaient succombé à cette redoutable affection. Élevée dans l'aisance, n'ayant jamais fréquenté les bals, vivant très-simplement de la vie de famille et d'intimité, elle devint grosse pour la première fois en 1859, et eut une grossesse et un accouchement des plus heureux. Elle voulut allaiter son enfant ; je m'y opposai. Quatre mois après être accouchée, elle fut prise d'une petite toux sèche coïncidant avec une anorexie complète, une émaciation assez grande et une pâleur livide. Je fus inquiet, et je l'auscultai. Je constatai une matité sous-claviculaire très-prononcée à gauche, le bruit d'expiration rude et prolongé; quelques craquements secs. Il n'y avait en arrière que des râles muqueux à grosses bulles. Rien à droite.

Le pouls était faible et peu accéléré (84 pulsations), la peau fraîche.

La toux était quinteuse et avait quelque analogie parfois avec celle de la coqueluche.

Je conseillai de la tisane de lichen édulcorée avec le sirop de Tolu, et une potion diacodée, quelques potages, du bouillon et du laitage.

Ceci se passait au mois de mai 1860. Dans les premiers jours de juin, aucun amendement ne s'étant produit, et la malade ayant une aversion très-prononcée pour l'huile de foie de morue, je l'engageai à prendre une dragée de proto-iodure de fer matin et soir, au moment des repas.

Le 20, il y avait déjà un peu d'amélioration, viandes grillées ou rôties, vin de Bordeaux, exercice en voiture, deux dragées matin et soir.

Le 4 juillet, la toux était moindre, et les phénomènes stéthoscopiques s'étaient modifiés.

Le 7 octobre, elle me dit qu'elle se croyait grosse. J'en fus effrayé pour elle. Sa grossesse était réelle, elle fut excellente. L'accouchement eut lieu dans de bonnes conditions, le 10 mai 1861.

Elle toussa pendant plusieurs mois après son accouchement, et les accidents que j'ai déjà fait connaître se produisirent avec plus d'intensité, et surtout avec un caractère fébrile qui excluait toute pensée de recourir aux préparations ferrugineuses. J'insistai pendant plus d'un mois sur les tisanes adoucissantes, les juleps béchiques diacodés, sur l'eau de laurier-cerise, les fumigations calmantes, etc. Enfin, la fièvre céda, et j'en profitai pour redonner à cette jeune malade les dragées au proto-iodure de fer.

Elle en faisait à peine usage depuis six semaines, que déjà elle était méconnaissable, avait repris de l'embonpoint, recouvré de l'appétit, retrouvé son teint coloré. Les règles étaient revenues. La toux était moindre, mais il y avait toujours quelque chose sous la clavicule gauche et au sommet du poumon en arrière, dans la fosse sous-épineuse.

Je vois de temps en temps cette malade, je l'ausculte, et lui fais reprendre des dragées ; mais elle n'est pas guérie.

Puisse-t-elle ne pas avoir d'autres enfants !

Cette observation est assez remarquable ; le fer a fait ici un très-bon effet. Est-ce à dire que l'huile de foie de morue, le vin ou le sirop de quinquina n'eussent pas donné des résultats semblables ? Je n'en sais rien... C'est peut-être possible.

Il y avait indication par suite de l'anémie dans laquelle cette jeune femme était tombée.

Il y avait contre-indication lors de la rechute, à cause de la fièvre. Mais une fois la fièvre tombée, l'indication se montrait, je l'ai saisie, et j'ai lieu d'en être satisfait.

Mais, encore une fois, j'ai obtenu seulement de l'amélioration, un amendement notable.

Obs. 14e, — *Phthisie du poumon gauche. — Hérédité du côté maternel. — Rhumatisme et goutte du côté paternel. — Lymphatisme. — Huile de foie de morue, lait d'ânesse. — Dragées au proto-iodure de fer. — Amélioration.*

Le 17 avril 1862, M. Arthur de C....., âgé de vingt-cinq ans, appartenant à la classe riche, blond, lymphatique, fut atteint d'une bronchite avec symptômes fébriles très-prononcés.

Je le vis le 18, et je sus que du côté maternel il y avait des accidents de phthisie. La grand'mère était morte phthisique, et un cousin de M. Arthur avait tout récemment succombé à cette affection. Du côté paternel, il y avait d'autres symptômes qui pouvaient également faire craindre le développement de cette redoutable maladie. Le grand-père avait eu des rhumatismes articulaires, et son père était asthmatique et goutteux.

Lorsque j'auscultai M. A... , je crus reconnaître, au sommet du poumon gauche, en arrière et en avant, des craquements très-fins, et à la percussion sous-claviculaire, un peu plus de matité qu'à droite. Des râles muqueux étaient disséminés dans toute l'étendue du poumon gauche ; quelques râles sibilants existaient à droite.

Je prescrivis une tisane émolliente et une potion gommeuse kermétisée et diacodée, aromatisée avec l'eau de laurier-cerise.

Au bout de quelques jours, la fièvre tomba, mais la toux persista, sèche, quinteuse, fatigante; anorexie, perte de sommeil, etc.

L'auscultation me révéla des symptômes bien plus nettement accusés que la première fois, et je ne vis rien de mieux à faire que de conseiller l'huile de foie de morue et le lait d'ânesse. Quelques aliments de facile digestion, des viandes blanches furent aussi prescrites.

Vers le 12 juin, je ne trouvais aucun amendement dans l'état de ce jeune homme, et son facies devenait de plus en plus altéré ; son moral se déprimait ; il parlait de mourir et d'aller bientôt rejoindre son cousin de V..., mort phthisique depuis très-peu de temps.

La fièvre étant nulle, le lymphatisme étant bien évident, je ne crus pas mal faire de conseiller les dragées au proto-iodure de fer, je les regardai même comme parfaitement indiquées. Je débutai par une dragée matin et soir au moment des repas.

Huit jours après, je faisais prendre deux dragées matin et soir, et enfin, au bout de quinze jours, je conseillais deux dragées au matin, deux au tantôt et deux au soir. Je continuai cette médication exclusive avec une alimentation riche et réparatrice pendant juillet, août et septembre.

Le teint était alors plus vermeil, plus rosé, les gencives n'étaient plus pâles, les conjonctives étaient plus rouges que par le passé, l'appétit était excellent; la toux avait en très-grande partie disparu, l'expectoration était à peu près nulle :

le matin seulement, M. Arthur rendait deux ou trois crachats muqueux peu opaques et mélangés de salive. A la percussion, la matité avait presque cessé sous la clavicule gauche. L'auscultation laissait percevoir encore quelques craquements, mais bien rares.

Il y avait donc une amélioration notable, que le jeune malade appréciait parfaitement bien.

A cette époque, je l'engageai à discontinuer les dragées d'iodure de fer et à les remplacer par de l'huile de foie de morue. Il prit de l'huile pendant six mois consécutifs.

Au mois d'avril 1863, il y avait encore une amélioration plus grande, M. Arthur avait pris un peu d'embonpoint, il montait à cheval, faisait d'assez longues courses à pied, montait des côtes assez escarpées sans être trop essoufflé.

Je l'engageai à se reposer pendant l'été. Au mois de novembre, je lui fis reprendre deux flacons de dragées au protoiodure de fer pour asseoir sa guérison qui n'était pas définitive.

Aujourd'hui, 20 octobre 1864, l'amélioration persiste, c'est seulement de l'amélioration ; il y a toujours un peu d'expectoration le matin, précédée par une petite toux. Il existe encore quelques craquements secs et fins sous la clavicule gauche.

Le phénomène le plus remarquable, c'est que ce jeune homme n'ait pas contracté de nouvelle bronchite.

Qu'adviendra-t-il dans quelques années, dans quelques mois peut-être? Dieu seul le sait.

Je possède encore une dizaine de faits semblables ou à peu près semblables que je ne consignerai pas ici. J'ai noté des améliorations, des amendements ; mais des guérisons certaines, radicales, non. Et je suis surpris de voir appeler *guérisons*, des améliorations datant seulement de quelques mois ou de quelques années. La phthisie tardigrade semble parfois reculer ; mais elle reprend souvent, et au moment où on s'y attendait le moins, une marche plus aiguë, plus rapide, et tue quelquefois le pauvre malade en fort peu de temps.

Suis-je donc trop exigeant et trop sévère de demander qu'on

veuille bien attendre des années pour articuler le mot de guérison. Disons que les l'état des malades est amélioré, que leur affection est enrayée, que sa marche est suspendue; mais ne nous hâtons pas de dire que la guérison est certaine et radicale, car la déception ne tarderait pas à arriver.

Et maintenant que j'ai fourni un nombre suffisant et peut-être plus que suffisant de faits, qu'il me soit permis de me résumer en très-peu de mots ; puis, de conclure et de formuler catégoriquement mon appréciation sur les préparations de proto-iodure de fer dans le traitement de la phthisie.

Le proto-iodure de fer, sous forme de pilules, de dragées, de sirop ou d'huile, à dose un peu élevée (un gramme), produit des phénomènes de pléthore et de congestion cérébrale et même pulmonaire. Voilà un point qu'il ne faut pas perdre de vue. Il en résulte que le proto-iodure de fer ne pourra être administré à dose un peu forte dans tous les cas où l'on aura à redouter des congestions pulmonaires (hémoptysies), et l'on sait que ce phénomène pathologique est très-commun dans la phthisie, et qu'on l'observe aussi bien chez les sujets nerveux et irritables que chez ceux qui sont doués d'un tempérament lymphatique. Donc, le proto-iodure de fer, dans la phthisie ne devra être administré qu'à très-faible dose : et alors, où sera son efficacité?

J'ai déjà parlé des hémoptysies fréquentes, épouvantables, survenues chez des sujets ayant pris du proto-iodure de fer. Je puis dire que cent dix malades ayant été soumis à cette médication, j'ai observé sur quatre-vingt-sept d'entre eux des hémoptysies plus ou moins violentes. Dix-neuf avaient craché du sang avant de faire usage du médicament ; et soixante-huit n'en ont craché qu'après y avoir eu recours.

Sur cent trente phthisiques qui n'ont jamais pris ni ce médicament, ni aucune autre préparation ferrugineuse ; j'ai noté que soixante-trois seulement avaient eu des hémoptysies.

Cette statistique ne me paraît pas assez éloquente pour que je la fasse parler. Il me faut des chiffres plus nombreux pour conclure.

Sur les cent dix malades soumis à l'action du proto-iodure de fer, j'ai eu à enregistrer quatre-vingt-treize morts et dix-sept améliorations.

Je n'ai pas trouvé une seule guérison avouable, certaine, capable d'être affirmée ; et cependant des hommes recommandables ont publié des guérisons assez nombreuses. Je pourrais peut-être trouver en partie la raison de ces résultats si différents, en disant que plusieurs d'entre eux ont souvent employé le proto-iodure de fer comme traitement préventif de la phthisie. Comprenez-vous comme c'est joli, *traitement préventif?* Lorsqu'on fait de la médecine préventive, le sujet n'est pas encore malade ; on craint, on redoute seulement qu'il le devienne ; mais il ne l'est pas. Eh bien ! si la maladie ne devait pas se montrer, malgré les craintes, malgré les appréhensions du médecin, qu'en résultera-t-il ? C'est que le malade recouvrera une santé qui n'a jamais été sérieusement compromise, et qu'on mettra sur le compte du proto-iodure de fer une guérison de phthisie dont il est, à coup sûr, bien innocent, car il n'y avait pas de phthisie, et peut-être même pas imminence de phthisie.

Mais à côté de ce traitement préventif de la phthisie par le proto-iodure de fer, il y a aussi des guérisons de *phthisie* confirmée qui paraissent indubitables, irrécusables. J'en suis très-heureux pour les malades ; mais j'avoue n'avoir jamais eu pareille aubaine. J'ai bien, parmi mes clients, des individus hommes, femmes et enfants phthisiques depuis 10, 20, 25, 30 et même 35 ans, et qui ne se portent pas trop mal, mais ils sont toujours phthisiques ; tandis que d'après les auteurs auxquels je fais allusion et dont j'ai lu attentivement les observations, il y aurait eu chez leurs malades, des cures merveilleuses de phthisies arrivées au second et même au troisième degré ; et ces cures auraient été produites par l'usage des préparations de proto-iodure de fer, continué pendant plusieurs semaines, ou plusieurs mois.

Sur les cent trente phthisiques que j'ai soignés sans les soumettre à la médication ferrugineuse quelle qu'elle soit, j'ai compté quatre-vingt-neuf décès et quarante-une améliorations plus ou moins durables.

Pour être exact et de bonne foi, je dois ajouter que sur ces cent trente phthisiques, je n'ai pas rencontré un seul exemple de guérison confirmée.

D'où je conclus que :

1° Le proto-iodure de fer n'est pas un spécifique de la phthisie.

2° Il détermine parfois des phénomènes de pléthore qui ne me semblent pas étrangers à la production des hémoptysies.

3° Un phthisique à tempérament sec, nerveux, irritable ou à tempérament sanguin, ne doit généralement pas être soumis à l'usage de ce médicament, à moins que ce ne soit à une période très-avancée de la maladie et comme reconstituant. Alors le proto-iodure de fer ne vaut pas mieux que toute autre préparation ferrugineuse.

4° Les phthisiques habitant un pays chaud, sec, excitant, doivent s'abstenir de cet agent médicamenteux.

5° Les malades à tempérament lymphatique, à constitution strumeuse, vivant sous un ciel brumeux, dans un climat froid, pourront en obtenir quelques bons effets, de l'amélioration parfois ; des auteurs recommandables ont parlé de guérison.

6° Exerçant dans un pays tempéré où le froid et la chaleur ne sont point excessifs, je n'ai retiré du proto-iodure de fer que des avantages très-peu considérables dans le traitement de la phthisie. J'ai eu quelques améliorations remarquables ; les lui dois-je?

7° Dans la phthisie galopante, et même dans la phthisie à marche un peu rapide, quand il existe de la fièvre, il y a contre-indication formelle de s'adresser à ce médicament.

8° Dans la phthisie strumeuse, dans la phthisie à forme torpide, tardigrade, quand il n'y a pas de phénomènes de réaction, le proto-iodure de fer peut rendre quelques services en tonifiant les individus, en ranimant leur appétit, etc.

9° Chez certains phthisiques, il m'a semblé que la maladie

recevait un coup de fouet et marchait plus vite sous l'influence de cet agent médicamenteux.

10° Il faut se montrer réservé dans la prescription de cette préparation ferrugineuse, chez les jeunes filles atteintes de pseudo-chlorose.

CHAPITRE V.

La Phthisie et l'huile de squale iodo-ferrée.

Il est certain que cette préparation se rapproche beaucoup de celle dont je viens de parler, *de l'iodure de fer ;* c'est parce que M. Devergie a élevé des doutes sur la *non altérabilité* des préparations d'iodure de fer, affirmée par M. Gille, qu'il a engagé M. le docteur Delattre, de Dieppe, à préparer une huile de foie de squale iodo-ferrée, qui pût remplir tout à fait le même but que les dragées de proto-iodure de fer. Il faut dire que cette nouvelle préparation est peut-être appelée à leur faire une rude concurrence ; car, outre l'iode et le fer, il y a encore l'huile de foie de squale, qui ne peut pas être considérée comme un médicament inerte, puisque les analyses les plus sérieuses, faites par des chimistes habiles et expérimentés, démontrent, à n'en pas douter, que les huiles de foie de squale contiennent plus d'*iode*, de *brôme*, de *chlore*, de *phosphore* et de *soufre* que les huiles de foie de morue.

Il y a encore, d'après les observations nombreuses de MM. Devergie, Barthez, Bergeron, Guersant, etc., un avantage à choisir l'huile de foie de squale ; c'est que : 1° elle est préférée, par tous les malades, à l'huile de foie de morue, à cause de sa saveur douce et de son odeur à peine perceptible ; 2° elle est mieux tolérée par les estomacs délicats que l'huile de foie de morue ; 3° enfin, ses propriétés curatives sont plus actives, plus promptes et plus grandes que celles des huiles de foie de morue. J'avoue que, dans ma pratique, j'emploie de préférence, dans la classe riche, l'huile de squale à l'huile de foie de morue, et que c'est seulement en présence de la misère ou de la médiocrité que je prescris l'huile de foie de morue.

S'il fallait s'en rapporter aux prospectus, je citerais les prétentions de M. Delattre à la cure de la phthisie pulmonaire à l'aide de l'huile de foie de squale iodo-ferrée, et je relaterais son nombre imposant de guérisons au deuxième et même au troisième dégré ; mais, je l'ai dit, je ne me fie qu'à moi-même pour étudier, selon mes convictions et selon la vérité toute nue, cette grande et magnifique question. Je sais bien, et j'aime à le répéter, que M. le docteur Delattre est un confrère honnête, un chimiste habile, un savant distingué ; il a enregistré avec soin tous les succès qu'il a obtenus. Il a fait plus, il a même enregistré ceux qu'on lui a dit avoir obtenus. Evidemment, les statistiques faites avec des éléments aussi dissemblables, puisées à des sources si diverses, dans des climats aussi différents, ne doivent, en général, inspirer qu'une très-médiocre confiance aux médecins. Telle est du moins mon opinion, que j'articule très-nettement.

J'irai plus loin, et je dirai que lorsqu'il s'agit d'un médicament d'une valeur réelle, d'un médicament aussi puissant que l'est l'huile de squale iodo-ferrée, il faut être très-sobre d'attestations à livrer au public ; car si elles sont imprimées et distribuées sous forme de prospectus, elles peuvent compromettre, aux yeux des médecins, la vogue et la fortune d'un agent médicamenteux qu'elles étaient destinées à propager.

Vingt-sept malades ont été traités par moi à l'aide des préparations d'huile de squale iodo-ferrée ; je tracerai l'histoire de quelques-uns de ces malades ; je ferai ressortir les indications et les contre-indications de ce médicament ; je comparerai mes résultats à ceux qui ont été fournis par M. le docteur Delattre, et je tirerai ensuite mes conclusions.

Obs. 15e. — *Pleurésie du côté gauche. — Phthisie se développant à la suite. — Huile de squale iodo-ferrée. — Mort.*

M. X..., parvenu à l'âge de cinquante-six ans sans aucun accident du côté des voies respiratoires, et ne comptant dans sa famille aucun cas de phthisie, fut pris, au mois d'avril 1861, en revenant de voir un de ses amis à la campagne, par un très-mauvais temps, d'un point de côté avec petite toux sèche.

Il n'y fit pas d'abord grande attention et continua de mener une vie fort active pendant deux ou trois jours encore. La fièvre se montrant, le point de côté et la toux augmentant, M. X... fit appeler un médecin de ses amis qui l'ausculta et reconnut une pleurésie avec léger épanchement du côté gauche. Soumis à l'usage des tisanes diurétiques et à l'apposition de quelques vésicatoires volants, la pleurésie sembla tout d'abord devoir céder. Il y eut une espèce d'amélioration, un semblant de mieux qui me combla de joie, car j'aimais cette nature, un peu brusque, un peu sauvage (qu'on me passe cette expression), mais bonne, mais excellente, mais franche, mais incapable de la plus petite méchanceté.

Hélas ! ce mieux ne devait pas durer. Quelques médecins de ses amis allèrent le voir, l'examinèrent, l'auscultèrent, et reconnurent dans le poumon la présence de tubercules. La pleurésie était certainement bien de source tuberculeuse. Pour moi et pour beaucoup de nos confrères, la chose n'était pas douteuse, et nous pronostiquâmes une terminaison funeste.

L'amaigrissement fit de rapides progrès ; la fièvre revint tous les soirs ; l'anorexie se prononça de plus en plus ; la toux fut incessante, l'expectoration, grise, purulente ; des frissons, de la diarrhée, des sueurs nocturnes, l'aphonie, etc., vinrent compléter ce lugubre tableau. On conseilla alors l'huile de squale iodo-ferrée pour reconstituer cet organisme si délabré. Mais était-ce bien le cas ? N'y avait-il pas là des contre-indications bien manifestes, la fièvre, la diarrhée ? Il faut dire que le pauvre malade avait confiance dans cette médication, et qu'il la continua pendant deux mois, croyant que sa santé s'améliorait sous son influence. Il n'en était malheureusement rien ; le marasme faisait d'affreux progrès, et personne n'osait lui refuser cette huile, qui était, à mon avis, une médication incendiaire, mais qu'il voulait à tout prix ingérer.

La mort arriva au moment où il accusait un mieux qui gisait seulement dans son imagination vive et méridionale, et au mois de septembre on le conduisait à sa dernière demeure.

Obs. 16e. — *Phthisie complète du côté droit. — Hérédité. — Huile de squale iodo-ferrée. — Mort.*

A peine la tombe de M. X... était-elle fermée..., à peine ses cendres étaient-elles refroidies que sa petite-fille, âgée de dix-sept ans, d'une superbe constitution, d'une vivacité et d'une pétulance admirables, d'un esprit enjoué et charmant, se mit à tousser. On n'y fit pas d'abord grande attention, mais l'appétit se perdant, la pâleur arrivant, les règles se supprimant, on crut à une chlorose. On ausculta, et l'on trouva quelques craquements humides sous la clavicule droite, un peu de matité, et une diminution du murmure respiratoire dans toute l'étendue de ce poumon.

On prescrivit l'huile de squale iodo-ferrée; c'était au mois de mars 1862.

Les accidents marchèrent avec une rapidité telle que la pauvre Mlle N... fut enlevée, en l'espace de quelques semaines, à l'affection de son père et de sa mère.

Obs. 17e. — *Phthisie confirmée du côté droit. — Hérédité. — Dragées à l'iodure de fer. — Huile de squale iodo-ferrée. — Lait d'ânesse. — Mort.*

La douleur de la famille N... était à peine faiblement amoindrie qu'un nouveau malheur venait poindre à l'horizon. Leur fils unique, âgé de quinze ans, présentait tous les symptômes que sa sœur avait montrés quelques mois auparavant. La toux avait un caractère de ténacité telle que Mme N... en conçut de suite une mortelle inquiétude, et qu'en femme chrétienne, elle fit de suite le sacrifice du seul enfant qui lui restait.

Les dragées au proto-iodure de fer furent essayées et continuées sans succès pendant deux mois environ. Elles furent alors mises de côté et remplacées par de l'huile de squale iodo-ferrée et par du lait d'ânesse. Le mieux qui parut suivre cette double médication reconstituante et analeptique ne fut pas de longue durée. La phthisie prit une marche aiguë, galopante presque, et en quatre mois le jeune N... allait rejoindre son grand-père et sa sœur, laissant dans une désolation une mère et un père qui le chérissaient avec d'autant plus d'ardeur, qu'ils n'avaient plus que lui seul au monde.

Ainsi donc, voilà un grand-père qui ne connaît pas dans sa famille de parents phthisiques ou morts ou malades, mais qui périt lui-même de pleurésie tuberculeuse, émanant peut-être d'une filière goutteuse, graveleuse, hémorroïdaire, ce que je n'ai pu savoir, et qui lègue, non pas à ses enfants, mais à ses petits-enfants, ce lamentable héritage de phthisie. Et voilà que la jeune fille succombe en quelque mois emportée par cette redoutable maladie, et qu'elle appelle à elle son jeune frère, son ami, le compagnon de ses jeux, et l'entraîne au tombeau; et quelques mois ont suffi pour l'accomplissement de cet émouvant et saisissant drame, à la représentation duquel nous assistons tous les jours, et que, pour mon compte, j'ai vu se renouveler bien des fois, non pas toujours sans émotion.

Obs. 18e. — *Phthisie confirmée du côté droit. — Anémie profonde. — Huile de squale iodo-ferrée. — Hémoptysies. — Perchlorure de fer. — Mort.*

Mlle E... B... est une jeune fille de vingt-deux ans, brune, aux yeux bleus, d'une constitution très-délicate, d'une structure grêle, qui est arrivée jusqu'à l'âge de vingt-un ans sans avoir jamais offert de dérangement sérieux dans sa santé. Sa famille est bien portante, et mes investigations ne peuvent parvenir à découvrir un seul phthisique dans cette opulente maison.

A vingt-deux ans, au sortir d'un concert, Mlle E. éprouva un refroidissement tel que ses règles se supprimèrent tout à fait et brusquement; et malgré tout ce qu'on put mettre en usage pour les rappeler, il y eut insuccès complet. Le teint était couleur de cire, les conjonctives pâles et décolorées, les gencives blanches, les mains d'une pâleur d'ivoire, les ongles non rosés. A ces phénomènes se joignaient des troubles du côté du cœur, palpitation et bruit de souffle, bruit de souffle également dans les carotides.

La constitution frêle de Mlle E... me donnant une certaine appréhension qui était, du reste, entretenue par quelques petits mais rares accès de toux sèche que j'avais parfois surpris en l'examinant, je me décidai à demander à la famille la permission de rechercher ailleurs que dans la chloro-anémie peut-être la cause de tous les accidents présentés par cette jeune malade. Ma demande parut singulière : on crut que la cause était un simple refroidissement, que, dans nos contrées, on qualifie de *chaud-refroidi*, et qu'il fallait attaquer le mal, les pâles-couleurs, par les nombreux moyens que l'on voit tous les jours vantés à la 4e page des journaux politiques. N'étant pas de cet avis, et m'étant montré fort décidé à m'éclairer sur la santé générale de la malade, on finit par céder.

Je dois avouer que je ne trouvai d'abord rien, et que je semblai un peu déconcerté aux yeux de Mme B..., qui, me prenant en particulier au moment où je venais de prendre congé de sa fille, me demanda, en ricanant, si je croyais sa fille poitrinaire ? Je lui racontai que je n'avais, en effet, rien découvert d'inquiétant pour le moment, mais que je n'étais cependant pas complétement rassuré. Elle me dit, en me tendant la main : « Allons, Docteur, vous voudriez bien m'effrayer, mais, en vérité, je ne crois pas ma fille aussi malade que vous le supposez, et si vous pouvez faire disparaître ces pâles couleurs et rappeler les règles, E... sera bientôt aussi fraîche qu'auparavant. »

Comme il n'y avait pas de fièvre, et pas de symptômes apparents de phthisie, je conseillai de l'huile de squale iodoferrée, un exercice modéré, un régime succulent, du vin mouillé et un peu de café noir.

Six semaines ne s'étaient pas écoulées depuis le commencement du traitement, que Mlle E... B... eut une hémoptysie assez grave, qu'on attribua à la médication.

Je dus la suspendre et je prescrivis une potion gommeuse avec 3 grammes de perchlorure de fer.

L'hémoptysie dura quatre jours, et fut remplacée par une toux incessante, quinteuse, qui ne laissa à la pauvre jeune fille ni trève ni répit.

La fièvre s'alluma, la pâleur devint livide, et les signes sthétoscopiques les plus caractéristiques apparurent et acquirent en peu de temps une gravité telle que Mlle E... B... succombait quarante-trois jours après le début de son hémoptysie. Aujourd'hui, 20 septembre 1864, sa famille est consternée, et la mère comprend maintenant pourquoi je voulais et pourquoi j'insistais pour ausculter sa fille, qu'elle croyait, elle, atteinte de chlorose, et que je regardais, avec M. Pidoux, comme affectée de pseudo-chlorose, c'est-à-dire, de chlorose, masquant une affection tuberculeuse.

OBS. 19e. — *Phthisie confirmée du côté droit. — Hérédité. Dragées à l'iodure de fer. — Huile de squale iodo-ferrée. — Méningite tuberculeuse. — Mort.*

Mme B... est une jeune femme appartenant à la classe ouvrière. Son mari est tisserand; elle est lingère. Elle se maria à vingt-quatre ans et épousa un homme veuf avec deux enfants. Elle était heureuse en ménage et ne supportait aucune espèce de privation; elle se nourrissait bien.

Le 25 février 1862, je la rencontrai dans une maison, et je fus frappé de l'altération de ses traits. L'ayant connue tout enfant, et ayant toujours soigné sa famille, je lui dis : Ma chère Hermance, vous devriez bien faire attention à vous, car vous me paraissez atteinte d'un mauvais rhume. Elle me pria de l'examiner et de lui faire une prescription. J'accédai à son désir. Je l'auscultai, et je reconnus, sous la clavicule droite, une matité très-prononcée, une absence à peu près complète du murmure respiratoire, et en arrière quelques craquements humides, et une faiblesse fort grande du murmure vésiculaire dans toute l'étendue de ce poumon droit.

Le poumon gauche offrait une respiration puérile.

Il n'y avait pas d'expectoration, mais une toux sèche incessante qui existait jour et nuit, et empêchait cette jeune femme de prendre le moindre repos : pas d'appétit, pas de diarrhée, pas de sueurs nocturnes, pas de fièvre.

Je l'engageai à prendre des dragées au proto-iodure de fer. Elle devait commencer par 2 dragées par jour, une matin et soir, et augmenter de 2 tous les quatre jours, jusqu'à ce qu'elle fût arrivée à en consommer 8 pour les vingt-quatre heures.

Je lui prescrivis en même temps un peu de vin de quinquina au Malaga et une pilule de 5 centigrammes d'extrait thébaïque le soir en se mettant au lit.

Cette médication sembla faire quelque bien à Mme B... ; elle vint me voir dès qu'elle eut fini ses dragées, et je crus devoir l'engager à les continuer ; ce qu'elle fit sans peine.

Pendant trois mois il y eut une sorte d'amendement dans l'état général ; elle toussait un peu moins, mangeait même, dormait un peu ; elle était aussi un peu plus forte qu'avant de prendre cette préparation ferrugineuse.

Je lui dis qu'il fallait qu'elle se reposât un peu, et que plus tard, je lui donnerais de l'huile de squale. Elle y consentit. Je n'avais trouvé aucun amendement dans les poumons : ils étaient au contraire plus malades qu'il y a trois mois, car le poumon droit était farci de tubercules et semé de râles secs et crépitants du sommet à la base ; l'expectoration était très-abondante. La diarrhée et les sueurs nocturnes n'avaient pas encore paru.

Le 17 juin, je lui conseillai l'huile de squale iodo-ferrée. Elle ne put en prendre que deux flacons ; le 26 juillet éclata une méningite tuberculeuse qui la tua en six jours, malgré la médication la plus énergique déployée par moi et l'un de mes confrères.

J'ai parlé d'hérédité dans le titre de mon observation ; je dois dire que la mère d'Hermance était morte asthmatique et avait eu pendant les dix dernières années de sa vie des accès de suffocation tels, que bien des fois j'ai craint de la voir périr asphyxiée.

Ses frères et ses sœurs se portent bien jusqu'à présent.

J'ai su depuis quelque temps, que cette jeune femme avait gagné sa maladie de poitrine à laquelle elle était sans doute prédisposée héréditairement, en se plaçant dans un courant d'air, vêtue d'une simple chemise, pour travailler pendant les grandes chaleurs de l'été. On l'avait maintes fois blâmée de cette imprudence. Elle n'en avait tenu aucun compte.

Obs. 20e. — *Phthisie confirmée du côté droit. — Huile de squale iodo-ferrée. — Amélioration.*

Mlle S... est une jeune fille de dix-huit ans, appartenant à une famile aisée du Midi (Port Sainte-Marie); elle eut l'idée de se faire religieuse, et ses parents ne voulant pas la contrarier, la laissèrent satisfaire ses goûts. De forte et de vigoureuse qu'elle était, cette jeune fille devint bientôt méconnaissable; elle toussa, mais ne présenta jamais de fièvre. Losqu'on m'appela pour statuer sur son état, je trouvai dans le côté droit de la poitrine, au sommet du poumon en arrière, des craquements humides et une diminution du murmure respiratoire. En avant, on entendait à peine la respiration ; à gauche , respiration normale.

Je conseillai l'air natal. La jeune fille n'y voulut pas consentir, et sa famille mandée près d'elle, ne put la déterminer à renoncer à sa vocation.

Je prescrivis alors de l'huile de squale iodo-ferrée : l'usage de la teinture d'iode en frictions sur le côté malade, tous les trois ou quatre jours, une riche alimentation, du vin, etc.

Au bout de trois mois , les symptômes s'étaient amendés. Elle put prendre l'habit , fut envoyée dans le Midi où elle continue à se bien porter. Elle est revenue à la maison-mère il y a quelques mois, après une absence de deux ans ; je l'ai trouvée engraissée et sa respiration aussi satisfaisante que possible. Il y a encore un peu de faiblesse du murmure vésiculaire à droite, mais point de toux, point d'expectoration. Elle fait la classe cependant !

Je n'ai parlé que d'amélioration ; pour bien des auteurs ce

serait une guérison : mais je suis tellement sévère que je n'enregistre de guérisons qu'après une longue suite d'années passées sans accident, sans rechutes, etc.

Chez cette jeune fille, la phthisie semblait acquise. Elle s'était exposée à un refroidissement, le corps étant en sueur.

Personne dans sa famille, ni du côté du père, ni du côté de la mère, ne connaissait de phthisiques parents ou alliés.

La mère et le père que j'ai vus étaient très-vigoureux et magnifiquement charpentés. Y avait-il dans les ascendants quelques goutteux, quelques rhumatismants, quelques graveleux, quelques hémorrhoïdaires? C'est bien possible; et c'est ce dont je n'ai pu m'assurer.

Obs. 21e. — *Phthisie héréditaire du côté gauche. — Huile de foie de squale iodo-ferrée. — Amélioration.*

M. J. R... âgé de dix-huit ans, est un jeune homme fort intelligent qui a fait des études très-brillantes et qui se destine à la carrière d'avocat. Appartenant à une famille riche, il a reçu des soins très-attentifs, quoique sa santé n'ait jamais exigé de précautions bien grandes, précisément parce qu'elle a toujours été excellente. En revenant de se faire recevoir bachelier ès lettres, il fit avec ses camarades une promenade sur l'eau, la barque chavira, et M. R... ayant chaud, prit un bain forcé. Excellent nageur, il eut bientôt regagné le bord de la rivière, et constata avec plaisir que ses camarades avaient eu l'heureuse chance de se sauver aussi. Il rentra chez ses parents, tout mouillé et tout transi de froid, quoiqu'on fût au mois d'août; on le fit coucher dans un lit bien chaud, on lui administra du vin chaud et on espéra que ce ne serait rien. Le lendemain et jours suivants, le jeune R... toussa; on crut à un rhume et on me fit cependant demander. J'auscultai, et ne trouvai rien de bien particulier; je prescrivis une potion kermétisée et diacodée, et la demi-diète.

La toux prit un caractère d'opiniâtreté telle, que j'en conçus quelque inquiétude ; j'auscultai de nouveau, et trouvai à gauche, sous la clavicule, quelques craquements humides et un peu de résonnance exagérée. Ces craquements étaient également perçus dans la fosse sus-épineuse. Il y avait des ronchus sonores dans toute l'étendue du poumon gauche. Rien à droite, pas de fièvre. Je fis faire des frictions avec la teinture d'iode, sur ces points malades, et prescrivis une cuillerée, matin et soir, d'huile de squale iodo-ferrée.

Cette médication fit beaucoup de bien à ce jeune homme ; elle fut continuée pendant plusieurs mois, et à l'heure où j'écris, la guérison n'est pas complète, mais l'amélioration est manifeste.

La nature un peu strumeuse de ce jeune homme, l'absence de fièvre, m'ont engagé à essayer chez lui cette méthode de traitement qui semble devoir réussir.

Son grand-père est mort phthisique à l'âge de soixante-huit ans, après avoir eu pendant sa vie de nombreuses hémoptysies. Sa mère a de temps en temps des hémoptysies peu inquiétantes ; elle tousse de temps en temps, et a une caverne peu étendue au sommet du poumon gauche.

Un de ses oncles du côté maternel, avocat très-distingué, a également des hémoptysies qui le tourmentent et l'effrayent beaucoup, et qui le forcent à interrompre sa profession de temps en temps.

Qu'arrivera-t-il à notre jeune malade ? Avec ces mauvais antécédents se remettra-t-il à flot ? C'est ce que la suite nous apprendra.

Obs. 22e. — *Bronchite chronique datant de dix-huit mois. — Constitution sèche et nerveuse. — Hémoptysie abondante et de longue durée. — Phthisie du côté gauche. — Pas d'hérédité. — Huile de squale iodo-ferrée. — Guérison apparente.*

Le 13 octobre 1861, Mlle Mina M.., âgée de vingt-un ans, fut prise, au sortir d'un bal public (elle adore ces sortes de réunions), d'un refroidissement dont la conséquence fut une bronchite dont elle ne put jamais se débarrasser entièrement.

D'une beauté sévère, mais d'une moralité qui l'était un peu moins, dit-on, cette jeune fille avait abusé de sa santé. Tous ses parents sont bien portants et il n'y a pas de phthisique dans sa famille. Avec de nombreuses précautions, j'étais parvenu à lui rendre un semblant de santé, lorsque le 8 mars 1863, après avoir assisté à un bal de noces auquel elle avait beaucoup trop dansé et valsé, elle fut prise d'une hémoptysie très-abondante pour laquelle on m'envoya chercher en toute hâte à trois heures du matin. La quantité de sang expectorée était de plus de 300 grammes lorsque j'arrivai près d'elle; et l'expectoration continuait très-fréquente, rutilante, spumeuse. Il y avait une notable accélération du pouls (132 pulsations faibles). L'auscultation révélait des ronchus sonores et sibilants dans toute l'étendue de la poitrine en arrière.

En attendant qu'on fût allé à la ville chercher une potion à l'ergotine et à l'extrait de ratanhia, je conseillai quelques gorgées d'eau aussi froide que possible et des révulsifs aux extrémités inférieures.

La nuit fut mauvaise, et Mina ne dormit pas, mais toussa et expectora du sang pur, vermeil, jusqu'à onze heures du matin. Alors les crachats devinrent seulement rosés, mais vers huit heures du soir, ils redevinrent sanglants comme la veille.

Pendant douze jours cette hémoptysie ne céda ni à l'ergotine et à l'extrait de ratanhia, ni au perchlorure de fer, ni à la glace, ni aux révulsifs cutanés.

Le 21 mars, le crachement de sang s'apaisa, mais à la condition expresse que la jeune malade ne ferait aucun mouvement brusque, n'aurait aucune émotion, ne parlerait pas haut, etc., etc., autrement le sang reparaissait immédiatement dans les crachats. La fièvre était tombée, l'appétit se faisait sentir. L'amaigrissement était extrême. Je désirai à ce moment examiner la poitrine et je pus constater sous la clavicule gauche et dans la fosse sus-épineuse du même côté, des craquements humides très-prononcés et un affaiblissement du murmure vésiculaire dans toute l'étendue de ce poumon, avec matité ou plutôt avec sonorité moindre.

Je laissai cette jeune fille se reposer et je lui prescrivis un régime lacté : sa position de fortune ne lui permettait pas le lait d'ânesse, sans cela je lui en eusse conseillé, et je dois avouer ici que c'est un bon moyen dont on se trouve parfois très-bien pour calmer l'irritation dont certains malades sont atteints.

Le 19 avril, les désordres du côté du poumon étant les mêmes, la fièvre étant nulle, et l'appétit assez capricieux, je lui demandai si elle consentirait à prendre quelques flacons d'une huile de foie de morue particulière qui pourrait la rétablir très-promptement.

L'espoir et le désir de guérir lui firent surmonter la répugnance qu'elle avait eue autrefois à prendre de l'huile de foie de morue ordinaire, et je lui prescrivis l'huile de squale iodo-ferrée, à la dose d'une cuillerée à bouche matin et soir. Elle prit quatre flacons de cette huile sans se dégoûter et sans se décourager, Je soutenais, du reste, son moral, et j'étais le premier à lui promettre qu'elle n'aurait pas besoin d'en prendre pendant bien longtemps.

A la fin du second flacon, un amendement notable était survenu dans son état ; la respiration n'était plus si rude sous la clavicule gauche et dans la fosse sus-épineuse. Je n'entendais plus de craquements. La respiration se faisait également encore dans toute l'étendue de ce poumon. L'embonpoint ou plutôt un peu moins de maigreur était un fait que chacun pouvait constater : la toux avait à peu près cessé, elle ne revenait plus guère que le matin, tandis qu'auparavant elle était incessante si la jeune fille se remuait ou parlait. Les palpitations de cœur avaient disparu. Les règles n'avaient jamais cessé de se montrer ; mais elles étaient maintenant plus foncées et plus abondantes que depuis plus de deux ans elles ne l'avaient jamais été.

A la fin du quatrième flacon, on ne pouvait rien distinguer d'anormal dans le poumon gauche. La santé semblait parfaite.

L'été, l'automne et l'hiver de 1863 se passèrent très-bien.

Le printemps, l'été et l'automne de 1864 n'amenèrent aucun changement dans son état de santé. Par reconnaissance, je l'engageai à prendre pendant le mois de février 1864 un flacon d'huile de squale iodo-ferrée ; elle le fit sans difficulté, et depuis lors sa santé n'est pas altérée.

La dernière fois que je la vis, c'était le 10 septembre 1864, je l'ai auscultée avec soin et n'ai rien trouvé qui puisse me donner de l'inquiétude pour l'avenir. Je suivais cependant cette observation avec le plus grand et le plus vif intérêt.

Quoique la constitution de cette jeune fille et son tempérament semblassent interdire l'emploi des ferrugineux, j'y ai eu recours et j'ai lieu de m'en applaudir. Cette guérison n'est-elle qu'apparente? Sera-t-elle durable? C'est pour moi un fait excessivement curieux à étudier.

Cette jeune fille a succombé le 15 septembre 1865.

Obs. 23e. — *Phthisie scrofuleuse. — Parents rhumatisants et asthmatiques. — Huile de squale iodo-ferrée. — Amélioration.*

Mlle de S. J... a vingt-cinq ans ; elle est assez forte en apparence ; sa peau est fine et délicate, ses couleurs sont fraîches, son embonpoint assez satisfaisant, mais ses chairs sont flasques et molles, son nez un peu gros, ses lèvres un peu saillantes, ses yeux d'un bleu limpide ombragés par de longs cils soyeux ; sa chevelure est luxuriante. Elle tousse depuis deux mois environ, et sa toux s'accompagne d'une certaine expectoration muqueuse assez caractéristique ; pas de fièvre, pas d'appétit, peu de sommeil.

L'examen de la poitrine révèle à droite et à gauche des ronchus sonores, assez semblables à ceux qu'on observe dans l'asthme ; mais en outre, au sommet du poumon gauche, en arrière et en avant, des craquements humides très-prononcés. Rien de bien appréciable à droite, surtout à un premier examen.

Le père est rhumatisant et la mère est asthmatique.

En présence de ces antécédents, et surtout eu égard à la constitution de la malade, je ne crains pas de recommander une médication assez complexe ; je conseille, 1° L'huile de squale iodo-ferrée à la dose d'une cuillerée à bouche matin et soir, avec recommandation d'ingérer, d'ici à huit jours, deux cuillerées d'huile matin et soir. 2° Je prescris des cigarettes arsenicales à fumer matin et soir d'après la formule de M. le Professeur Trousseau ; 3° enfin, je donne l'ordre de faire sur les parois thoraciques antérieure et postérieure du côté gauche des frictions avec la teinture d'iode, tous les trois jours. Régime succulent. — Viandes grillées. — Rôties. — Vin généreux. — Promenades au soleil à pied ou en voiture.

Ces moyens furent tous exactement mis en usage, et en moins de quatre mois, il y avait un amendement notable, amendement tel que la jeune fille se considérait comme guérie parce qu'elle toussait et qu'elle expectorait moins, mais que je regardais, moi, comme une simple amélioration.

Je fis suspendre la médication pendant quelque temps pour la reprendre ensuite. Je n'ai encore constaté, depuis dix-huit mois, que de l'amélioration, et je n'ai pas encore enregistré une guérison complète. Il y a toujours une certaine différence entre l'intensité du murmure respiratoire à droite et à gauche. Le côté gauche fonctionne moins bien, moins librement.

Il est certain que la rigoureuse observation et la bonne foi sont *tout* dans les questions du genre de celle que je traite en ce moment ; et que si j'avais intérêt à prôner une médication, il me serait facile de laisser entrevoir au jury appelé à statuer sur les mémoires envoyés aux concours, que l'huile de squale iodo-ferrée, en plusieurs circonstances, m'a donné des guérisons merveilleuses. Tandis que j'avoue seulement par simple amour de la vérité, que ces préparations m'ont rendu de grands services et ont amélioré l'état déjà grave de certains malades qui peut-être eussent succombé sans l'emploi de ces moyens thérapeutiques. On le voit, et on le comprend, il y a cependant un abîme entre une amélioration et une guérison. L'amélioration peut cesser d'un jour à l'autre ; la guérison, au contraire, si elle est réelle, ne doit pas se démentir et doit être durable, autrement ce n'est pas une guérison.

Avant de se prononcer pour une guérison, il faut pouvoir affirmer qu'elle persiste depuis des années ; et que tout travail morbide a cessé complétement, que toute altération a disparu, etc., etc.

En résumé, l'huile de squale iodo-ferrée employée seulement sur un petit nombre de malades (vingt-sept, parce que cette préparation est très-chère) m'a donné des résultats plus satisfaisants que le proto-iodure de fer. Les indications et les contre-indications m'ont absolument paru les mêmes que pour le proto-iodure de fer, car ces deux préparations ont entre elles une très-grande analogie.

Sur vingt-sept malades, j'ai eu seize morts et onze améliorations, et j'affirme que quelques-unes de ces améliorations auraient pu, jusqu'à un certain point, être données comme des guérisons, temporaires du moins, si je ne voulais pas me montrer d'une excessive sévérité.

Les hémoptysies ont été, toute proportion gardée, beaucoup moins fréquentes que dans les cas où j'employais les dragées au proto-iodure de fer. Chez plusieurs malades qui avaient eu déjà des hémoptysies, l'huile de squale iodo-ferrée, administrée prudemment, a semblé faire taire ces manifestations congestives, et a déterminé chez quelques phthisiques une amélioration sur laquelle je ne comptais pas.

Il me faut actuellement dire un mot de la statistique publiée par M. le docteur Ch. Delattre.

En deux années de temps, seulement, cet honorable confrère a reçu l'assurance que sur quatre cent vingt-sept phthisiques au second degré, deux cent trente-trois avaient été guéris, c'est-à-dire plus de la moitié. On lui a également certifié que sur deux cent dix-huit phthisiques parvenus au troisième degrés, soixante-quatorze avaient été guéris, c'est-à-dire plus du tiers.

Evidemment, ces résultats sont très-beaux, et ma plume voudrait écrire *trop beaux*. Il est vrai que c'est en grande partie en Angleterre, en Belgique, en Allemagne et en Russie que M. le Dr Delattre a puisé ses observations ; et il paraît tout naturel, d'après ce que j'ai précédemment dit et écrit, que dans ces pays brumeux et froids, ces préparations aient beaucoup plus de succès que dans nos pays tempérés.

Je n'ai donc pas de dénégations à opposer à ces chiffres; je les enregistre avec étonnement; voilà tout.

Et maintenant mes conclusions seront bien simples.

1° Dans tous les cas de phthisie où le proto-iodure de fer est indiqué, et lorsque le malade est en position, par sa fortune, de se procurer de l'huile de squale iodo-ferrée, je conseille d'y avoir recours.

2° L'huile de squale iodo-ferrée semble avoir une action manifeste sur la phthisie strumeuse qui est, en général, *tardigrade* : et dans les cas de ce genre elle paraît imprimer à la constitution une heureuse modification.

3° Dans certains cas de phthisie à marche présumée rapide, l'huile de squale iodo-ferrée a semblé parfois enrayer les accidents.

4° Dans la phthisie galopante, son effet a été nul.

5° Cette huile de squale iodo-ferrée, qui n'est pas, à mon avis, un spécifique de la phthisie, m'a donné des résultats meilleurs que les autres préparations de proto-iodure de fer.

6° Elle ne m'a cependant procuré aucune guérison ; mais elle m'a fait enregistrer des améliorations très-remarquables.

CHAPITRE VI.

La Phthisie et les dragées au fer et à l'ergot de seigle.

Il y a déjà un certain nombre d'années, un membre de la Société de médecine de Poitiers, qui est un de nos amis, M. Grimaud aîné, a publié une formule de dragées au fer et à l'ergot de seigle, pour la cure de l'incontinence nocturne d'urine, le traitement de la chloro-anémie, de la leucorhée, etc.

J'ai essayé ces dragées dans certains cas de phthisie se compliquant d'hémoptysies. Tout le monde connaît l'action de l'ergot de seigle dans les hémorrhagies en général, et en particulier dans celles des poumons. J'ai donc cru faire chose utile en interrogeant cette préparation et en lui demandant ce qu'elle pourrait faire dans ces cas si graves. Je dois dire de suite que je n'ai pas remarqué que cette préparation ergoto-ferrée ait été plus désastreuse que les autres préparations ferrugineuses, et que je ne lui ai pas trouvé non plus une *efficacité de beaucoup supérieure* à celle des autres agents médicamenteux de la même catégorie. Quelques observations mettront plus en relief l'action de ces dragées.

Obs. 24e. — Mlle Lucie N..., âgée de dix-sept ans, lingère, d'une très-belle constitution, appartenant à une famille aisée d'ouvriers, était arrivée jusqu'à l'âge de seize ans et dix mois sans avoir jamais éprouvé de maladie grave.

Le 11 décembre 1860, elle se rendait à la campagne, dans une maison bourgeoise distante de chez elle d'environ 2 kilomètres, par une pluie battante et un froid assez rigoureux. Cette jeune fille avait ses règles; elle arriva toute mouillée, et on l'installa à travailler dans une chambre froide. La suppression des règles fut immédiate; Lucie eut des frissons, du malaise; elle n'en continua pas moins son travail, et lorsqu'elle rentra chez elle, à la fin de sa journée, elle se mit au lit toute malade. Sa mère lui fit prendre quelques gorgées de vin chaud sucré, et lui donna un pédiluve sinapisé. La nuit fut mauvaise. Le lendemain, la fièvre continuant, et la jeune fille se plaignant de douleurs dans tous les membres, je fus appelé. Il n'y avait point de toux, pas d'accidents du côté du ventre; rien non plus du côté des articulations, mais des douleurs contusives dans les membres, comme on en a dans la courbature. La fièvre était intense, la peau chaude, le pouls dur, battant 130 fois par minute.

Je prescrivis la diète et le repos au lit.

Le 17 décembre, il y eut une hémoptysie à sept heures du matin; quand j'arrivai près de la malade, je la trouvai tout anxieuse, tout effrayée. Elle avait rendu au moins 4 à 500 grammes de sang rouge, spumeux, et l'expectoration continuait à être sanglante.

Limonade avec l'eau de rabel. — Potion avec 2 grammes d'ergotine (Bonjean). — Diète lactée.

L'hémoptysie continua le 18 et le 19, mais en s'affaiblissant. Je crus à des règles déviées; et je conseillai les dragées au fer et à l'ergot de seigle, dans le but de rappeler la menstruation et de faire cesser les accidents qui avaient si fort effrayé ma petite malade. Quatre dragées devaient être ingérées le matin, au moment du premier déjeuner, et quatre autres le soir, au moment du dernier repas. La fièvre était tombée, la jeune Lucie était gaie, ne toussait pas, et, pour tout dire, elle ne se ressentait nullement alors de son indisposition.

Le 3 janvier 1861, il y eut une autre hémoptysie qui fut précédée pendant deux ou trois jours d'une petite toux sèche. Je fis cesser les ferrugineux et j'eus recours au ratanhia et à l'ergotine. Les accidents furent vite conjurés, mais la toux persista, et je me vis contraint de regarder ces hémoptysies comme le prélude d'une affection grave de poitrine qui allait sans aucun doute éclater.

Le 7, à l'auscultation, je constatai une absence presque complète du murmure vésiculaire sous la clavicule droite, et une diminution assez notable de ce même murmure sous la clavicule gauche. En arrière des deux côtés et au sommet des poumons, je perçus des craquements humides, et des ronchus, surtout à droite, dans toute l'étendue du poumon. La toux était sèche, la respiration courte, la fièvre à peu près nulle; soif peu intense, appétit assez bien conservé.

Huile de foie de morue, 2 à 4 cuillerées par jour; — dragées ferro-ergotées à la dose de 2 matin et soir.

Le 9 janvier, les règles apparurent et durèrent seulement pendant trois jours (auparavant elles se prolongeaient durant sept jours).

Le 24, l'état de Lucie semblait s'être amélioré, le facies était meilleur, l'œil plus vif, le teint plus coloré, l'appétit était bon, la toux persistait.

Continuation des mêmes moyens.

Le 3 février, l'auscultation me révélait une amélioration assez caractéristique : le murmure vésiculaire s'entendait assez bien sous la clavicule gauche, et beaucoup mieux sous la clavicule droite. La matité était peu prononcée ; la toux était moindre ; pas d'expectoration.

Même traitement. — Viandes grillées. — Vin vieux. — Flanelle sur la peau.

Le 25 février, je fis faire sur le devant de la poitrine des frictions légères avec de la teinture d'iode un peu mitigée avec de la glycérine. Le mieux persistait ; la respiration s'entendait bien à droite et à gauche sous les clavicules ; la toux était moins fréquente, les nuits étaient bonnes, l'embonpoint satisfaisant.

Au 7 avril, Lucie allait parfaitement bien, et on aurait réellement pu croire à une guérison, mais elle contracta un rhume violent qui vint tout compromettre. La poitrine se prit de nouveau ; une hémoptysie terrible eut lieu le 16 et faillit tuer cette pauvre fille. La fièvre s'alluma, et en 46 jours Lucie passa par toutes les phases de la phthisie la plus aiguë et mourut le 2 juin 1861.

Obs. 25°. — *Phthisie confirmée du côté droit. — Hémoptysies. — Dragées au fer et à l'ergot de seigle. — Amélioration.*

Le 27 novembre 1861, je fus appelé à 8 kilomètres de Tours pour voir une jeune fille de dix-neuf ans et sept mois, appartenant à la classe aisée de la société, et qui était atteinte d'une bronchite ayant déjà résisté à bien des médications tentées par plusieurs de mes confrères. Mlle H... J... était blonde, lymphatique, avec de magnifiques yeux bleus d'une inexprimable douceur, ombragés par de longs cils soyeux. Il y avait dans sa famille quelques tuberculeux (sa mère et une de ses tantes du côté maternel) ; mais ces personnes vivaient et semblaient même se porter assez bien pour le moment. Je n'ai connu ces détails que plus tard, bien entendu, et j'en garantis l'authenticité.

J'auscultai Mlle H..., et je constatai, sous la clavicule

droite, de nombreux craquements, et dans la fosse sous-épineuse droite, une caverne assez éteudue. Il y avait de la pectoriloquie ; la toux était fréquente, quinteuse, et accompagnée d'une très-abondante expectoration puriforme. Il y avait un peu d'amaigrissement, des sueurs nocturnes, assez souvent de la diarrhée, mais pas de fiévre bien appréciable.

On avait conseillé l'huile de foie de morue, le sirop de raifort iodé, le suc de cresson, les balsamiques, le quinquina, etc., etc. Il ne me restait guère de médications à tenter, et je ne savais trop à quelle préparation ferrugineuse je m'adresserais, quand la malade m'annonça que ses règles étaient entièrement supprimées depuis deux mois, et qu'elle avait eu un crachement de sang à la suite de la suppression. Ce crachement de sang avait été peu abondant et n'avait donné d'inquiétudes ni à la malade ni au médecin.

Mon parti fut alors assez vite pris, et je prescrivis une boîte de dragées au fer et à l'ergot de seigle, 2 matin et soir, avec recommandation d'augmenter d'une, matin et soir, tous les trois ou quatre jours, mais de ne jamais dépasser 5 ou 6, matin et soir. — Viandes grillées et rôties ; vin de Bordeaux mouillé ; frictions sur le thorax avec la teinture d'iode mêlée à un tiers de glycérine.

Le 14 décembre, une amélioration s'était produite, le teint était presque frais, l'embonpoint paraissait revenu, les sueurs et la diarrhée avaient disparu, mais la toux et les signes stéthoscopiques persistaient.

Continuer.

Le 7 janvier 1862, Mlle H... vint me voir, et je la trouvai presque métamorphosée ; elle était fraîche et riante ; elle toussait très-peu, expectorait moins, bon appétit, pas de fièvre.

Même traitement.

Le 29 janvier, passant près de sa demeure, je suis entré la voir et je l'ai auscultée presque malgré elle, car elle se croyait guérie. Les règles étaient revenues. L'auscultation me fit trouver des désordres encore fort grands ; la caverne persistait, mais je n'y entendais plus de gargouillement; sous la clavicule encore quelques craquements.

Suspendre le fer et continuer une alimentation riche et réparatrice.

Depuis près de trois ans, Mlle H... vit avec un poumon malade: elle s'enrhume de temps en temps; mais ses rhumes n'ont pas une excessive gravité. Je lui persuade toujours qu'elle est malade et qu'elle a des précautions à prendre. Elle doute... Je suis sûr de mon fait..., et elle se croit guérie. Guérira-t-elle jamais? Je ne puis le dire. Enfin, pour le moment, elle va bien!!!

Obs. 26e — *Phthisie du côté gauche, et très-vraisemblablement du côté droit. — Lymphatisme exagéré. — Hérédité, ou plutôt transmission de la maladie par un grand-père graveleux et hémorroïdaire, par un père goutteux et une mère asthmatique. — Hémoptysies. — Huile de foie de morue. — Vin et sirop de quinquina, lait d'ânesse, dragées au fer et à l'ergot de seigle, etc. — Amélioration.*

Mlle Marie de L..., âgée de dix-neuf ans, blonde et essentiellement lymphatique, chairs flasques et molles, lèvres épaisses, yeux bleus, a été réglée à l'âge de quinze ans et trois mois, et depuis cette époque elle a joui d'une assez bonne santé; cependant elle s'enrhumait facilement.

Le grand-père maternel de Mlle Marie est atteint de la gravelle urique au plus haut degré; il a eu d'affreuses coliques néphrétiques, pour lesquelles il a plusieurs fois été à Vichy; de plus, il a des hémorrhoïdes externes qui fluent abondamment, et depuis que le flux est considérable, il a moins souffert de sa gravelle.

Son père est goutteux, et ses petites articulations des pieds et des mains sont déformées. Enfin, pour terminer ce tableau, sa mère est horriblement asthmatique. Mlle Marie est fille unique, et devra un jour posséder plusieurs millions.

Le 15 octobre 1862, après avoir fait une longue promenade à pied, et avoir eu chaud, Mlle Marie rentra au château de ses parents, s'installa dans une pièce froide et s'enrhuma. Comme elle avait des rhumes assez fréquents, elle n'y fit pas d'abord grande attention; elle garda le lit pendant quelques jours; mais une nuit (le 21) elle eut un châtouillement insupportable à la gorge; elle toussa pendant longtemps, et cracha une quantité de sang peu considérable, mais qui la glaça d'épouvante et effraya beaucoup sa mère. Je fus appelé de suite, et je portai avec moi une potion à l'ergotine, que je pris chez le pharmacien de la maison. En m'attendant, on avait frappé les extrémités avec des sinapismes, et on avait fait boire à Mlle Marie quelques gorgées d'eau froide. J'approuvai tout ce qui avait été tenté, et après avoir rassuré la jeune malade, je laissai ma potion astringente qui fut prise par cuillerée à bouche d'heure en heure.

Deux cuillerées à bouche de sang rouge et vermeil avaient été à peu près rejetées. Les crachats expectorés en ma présence, deux heures environ après l'accident, étaient encore teints de sang.

Le lendemain, l'expectoration sanglante et même sanguinolente avait complétement cessé; la toux était vive, quinteuse, fatigante, se renouvelant dès que la malade faisait le plus léger mouvement; pas de fièvre, appétit à peu près conservé, soif peu vive. A l'auscultation, je trouvai, disséminés dans les deux poumons, des râles sibilants très-prononcés, et je saisis bien distinctement des craquements secs sous la clavicule gauche. Il y avait dans cette région une légère matité et un peu de sensibilité à la percussion. A droite, je crus reconnaître aussi quelques craquements, mais bien rares; de sorte que je ne puis rien assurer. La résonnance sous la clavicule droite était normale.

Je conseillai une potion kermétisée et diacodée, une tisane de lichen édulcorée avec le sirop d'althæa, une demi-diète, le repos au lit et le silence le plus absolu.

Quelques jours après, je lui conseillai de prendre, comme elle l'avait fait tant de fois, de l'huile de foie de morue.

Dans le courant de décembre, il y eut après une petite imprudence, une seconde hémoptysie encore moins considérable que la première. Quelques gorgées d'eau froide et des sinapismes en eurent justice.

Dans le cours du mois de février 1863, Mme de L... vint me parler de sa fille et me dire que ses règles avaient fait défaut, et qu'elle craignait que le sang ne se portât à la poitrine (on reconnaît là le langage des gens du monde). Je rassurai la mère du mieux qu'il me fut possible et je promis d'aller ausculter de nouveau sa fille avant de lui prescrire une préparation susceptible de rappeler les règles.

Le 19 février, j'auscultai Mlle Marie, et je trouvai les phénomènes stéthoscopiques déjà indiqués, c'est-à-dire des craquements secs et fins sous la clavicule gauche, et *peut être* des craquements, mais très-rares, sous la clavicule droite. Rien en arrière des deux côtés, un peu de pâleur et d'amaigrissement, de la tristesse, de la perte d'appétit, des palpitations, le pouls mou et non fréquent.

Je n'hésitai pas, dans ces circonstances, à recourir aux dragées ferro-ergotées, et je conseillai deux dragées matin et soir au moment des repas ; du vin et du sirop de quinquina mêlés, une cuillerée avant le déjeuner et le diner ; de la viande grillée et rôtie, du vin de Bordeaux coupé d'eau, des promenades en voiture, etc.

Au mois de mars, les règles apparurent, mais pendant deux jours seulement (elles durent ordinairement six à sept jours).

Je dis de continuer cette préparation ferrugineuse et d'élever jusqu'à six par repas, c'est-à-dire douze par jour, la dose de ces dragées.

Le mois suivant, les règles vinrent comme de coutume, la toux diminua, l'appétit était énorme, le sommeil excellent, Mlle Marie engraissait ; je l'auscultai de nouveau et reconnus que les craquements étaient moins prononcées à gauche et nuls à droite.

Je conseillai un peu de lait d'ânesse, et laissai reposer les dragées dont elle avait consommé trois flacons.

Depuis cette époque, Mlle Marie tousse encore un peu, mais elle n'a pas éprouvé d'autres accidents sérieux.

J'ai traité trente-trois malades atteints de phthisie par les dragées au fer et à l'ergot de seigle combinées avec d'autres moyens thérapeutiques, et j'avoue que toutes les fois que j'y ai eu recours, c'est que j'avais reconnu que l'indication des ferrugineux était formelle et qu'il n'y avait aucun danger pour les malades à les soumettre à leur action.

Tous les malades traités par les dragées ferro-ergotées, avaient eu des hémoptysies avant d'être soumis à l'usage de ce médicament, et je dois à la vérité de déclarer que si elles n'ont pas guéri mes malades, elles ont, peut être, apporté la plus grande somme d'amélioration que je pouvais espérer. Evidemment mes chiffres sont bien faibles : quelles conclusions peut-on tirer avec trente-trois malades? Je le reconnais bien; mais si cette préparation n'a pas été de beaucoup supérieure aux autres, elle l'a cependant été un peu, un très-petit peu, si vous le voulez, mais c'est cependant la vérité.

Sur trente-trois malades ayant tous eu des hémoptysies, et par conséquent tous phthisiques, ou menacés de le devenir, j'ai eu quinze morts et dix-huit améliorations.

Chez vingt-huit malades, les hémoptysies ne se sont pas reproduites à partir du jour où ils ont commencé les dragées au fer et à l'ergot de seigle.

Chez toutes les malades, à l'exception de deux, les règles supprimées se sont montrées après un emploi de ce médicament qui a varié entre vingt et quarante jours.

L'appétit s'est vite prononcé, l'embonpoint s'est manifesté chez quelques phthisiques, et à partir du moment où ils engraissent, on peut être assuré que la maladie s'arrête ou rétrograde.

Avec mes trente-trois faits, je conclus : 1° que les dragées au fer et à l'ergot de seigle, employées chez des phthisiques déjà atteints d'hémoptysie, empêchent assez souvent les accidents hémotoïques de se reproduire ;

2° Que ces dragées peuvent être impunément administrées dans tous les cas où l'usage des ferrugineux n'est pas contre-indiqué ;

3° Qu'elles m'ont procuré une somme d'améliorations un peu plus grande que les autres préparations ferrugineuses ;

4° Que je ne leur ai cependant jamais dû une guérison complète ;

5° Malgré le petit nombre de faits observés par moi, j'appelle l'attention de mes confrères sur cette préparation, toutes les fois que des hémoptysies plus ou moins graves se seront produites, et que l'état des malades pourra permettre, sans danger pour leur santé, l'usage des préparations ferrugineuses.

CHAPITRE VII.

La Phthisie et l'hypophosphite de fer.

On n'a point oublié le bruit qu'a fait l'annonce du docteur Churchill, lorsqu'il s'est agi de la guérison de la phthisie pulmonaire à l'aide des hypophosphites de soude et de chaux.

En présence d'une si redoutable et si terrible maladie, des essais nombreux devaient être tentés pour fixer l'opinion du public médical sur la valeur de ces agents thérapeutiques, en tant que spécifiques des affections tuberculeuses, et il faut que j'écrive ici que l'expérience a donné tort à M. Churchill, et que la prétendue spécificité de ses hypophosphites n'a pas été reconnue. Aucun phthisique, même légèrement atteint, n'a guéri avec les préparations tant prônées, tant vantées. Je n'aurais rien dit ici de ces hypophosphites, qui ne rentrent pas dans mon sujet et qui ne sont pas de mon domaine; mais voilà qu'un nouvel, que dis-je? que deux nouveaux hypophosphites viennent de voir le jour.

Le premier est un hypophosphite de fer : le second est un hypophosphite de manganèse.

A quoi sert le fameux hypophosphite de fer du docteur

Churchill? A combattre la chlorose, l'anémie, les scrofules, le rachitisme, l'aménorrhée, la leucorrhée, les fièvres intermittentes. etc.

Or, dans toutes ces maladies, il y en a une ou deux qui ont avec la phthisie un certain air de famille. Quelques auteurs en effet, MM. Trousseau et Pidoux, ont soutenu que la chlorose ou plutôt que la pseudo-chlorose traitée par les préparations ferrugineuses était souvent, en un laps de temps peu considérable, transformée en phthisie, et même en phthisie à marche très-aiguë, et ces observateurs ont donné quelques faits plus ou moins probants pour étayer leur dire. Il était donc nécessaire de trouver une préparation qui pût ne pas exposer les praticiens à se méfier de la chlorose ou de la chloro-anémie au point de les empêcher de dormir, et de prescrire la plus petite préparation ferrugineuse dans des cas de ce genre. Voilà pourquoi M. Churchill a inventé le sirop et la solution d'hypophosphite de fer. Avec ce sirop ou cette solution, tout danger a disparu, et si vous ne pouvez ausculter les filles chlorotiques qui vous seront présentées, ne concevez aucune inquiétude sur l'issue de la maladie, car le docteur Churchill affirme que jamais la guérison de la chlorose par l'hypophosphite de fer n'amènera l'invasion de la phthisie, comme le font souvent les autres préparations ferrugineuses, puisque le phosphore sous forme d'hypophosphite est un prophylactique certain contre cette terrible maladie. J'espère que voilà qui est bien trouvé. La pseudo-chlorose est souvent difficile à différencier d'une véritable chlorose; et dans le doute où vous vous trouverez, vous ne pourrez pas vous dispenser de prendre son sirop ou sa solution d'hypophosphite de fer.

J'ai cependant voulu voir ce que ce traitement par l'hypophosphite de fer pouvait faire dans une pseudo-chlorose, j'ai prescrit le sirop chez une jeune fille de dix-huit ans, à la dose de trois cuillerées à bouche par jour, dans un peu de tisane d'orge. Il y avait des tubercules à l'état cru, au sommet du poumon droit, la mère était morte phthisique : pendant deux mois, ce sirop fut continué sans aucun amendement, et à l'heure où j'écris, la jeune fille a cessé de vivre.

Je n'ai que ce fait à rapporter, mais il me semble gros d'enseignements, et j'ai bien lieu de craindre que l'hypophosphite de fer dans la pseudo-chlorose, ne réussisse pas mieux que les autres préparations condamnées ou plutôt stygmatisées par MM. Trousseau et Pidoux.

Du reste, ce remède datant d'hier seulement, il est impossible d'être longuement édifié sur sa valeur; mais d'ici à quelques mois, il sera connu suffisamment pour qu'on puisse se prononcer sur son compte, avec entière connaissance de cause.

Je n'ajouterai rien de plus, et je terminerai ce que j'avais à en dire par cette unique conclusion :

Les préparations d'hypophosphite de fer, employées dans un cas de pseudo-chlorose chez une jeune fille atteinte de tubercules pulmonaires à l'état de crudité, n'ont pas enrayé le mal. La phthisie a marché très-rapidement, et la mort à eu lieu à bref délai.

Devrais-je faire suivre cette note sur l'hypophosphite de fer, de quelques remarques ou réflexions sur les dragées de phosphate de fer et de leur emploi dans la phthisie, et sur la préparation de M. Leras, connu sous le nom de pyrophosphate de fer? Il est certain, que ce ne serait pas beaucoup avancer la question et fournir des données bien certaines sur leur efficacité merveilleuse. J'ai eu dans quelques cas de phthisie, recours à ces agents médicamenteux pour combattre quelques phénomènes d'anémie, et je les ai employés sans avoir à m'en louer plus que des autres moyens dont l'action est à peu près semblable. Ainsi donc, que ce soit l'hypophosphite de fer de Churchill, le pyrophosphate de fer de Leras, ou les pastilles de phosphate de fer, les mêmes déceptions nous attendent eu fait de guérison de la phthisie! Et ici, je n'ai que ce point à traiter et à élucider.

CHAPITRE VIII.

La Phthisie et la poudre salino-calcaire.

Il n'est bruit dans tous les journaux et même dans les journaux politiques, que des merveilles opérées par M. le docteur Jules Boyer, au moyen de sa poudre salino-calcaire, qui est ainsi composée :

Phosphate de chaux.........	42	grammes.
Carbonate de chaux.........	18	
Bicarbonate de soude.......	6	
Lactate de fer.............	0,9	décigram.

F. S. A. Une poudre homogène dont les adultes prendront matin et soir une cuillerée à café dans un demi-verre d'eau sucrée aromatisée avec une cuillerée à café d'eau de laurier-cerise.

Chez les enfants, M. Jules Boyer, prescrit une cuillerée à café de la même poudre à prendre en deux ou trois fois dans la journée, sauf à la suspendre momentanément s'il survenait de la constipation, pour la remplacer par un peu de rhubarbe.

M. le docteur Jules Boyer, donna d'abord la formule que je viens de transcrire, puis, plus tard, il se borna dans les éditions qui se succédèrent de la brochure intitulée: *Guérison de la phthisie pulmonaire et des bronchites chroniques, à l'aide d'un traitement nouveau*, il se borna, dis-je, à donner le nom et l'adresse du pharmacien qui la prépare. C'est là une chose fâcheuse. M. le docteur Boyer fait de son remède un remède secret, et prive ainsi le public de la vulgarisation d'un agent médicamenteux qui peut faire du bien.

Je ne crois pas à la spécificité de la poudre salino-calcaire dans le traitement de la tuberculose, mais je sais que cette association de médicaments a réussi chez certains malades et a produit de bons effets : chez d'autres, elle a été complétement inefficace.

M. le docteur Jules Boyer considère sa poudre salino-calcaire comme une médication très-rationnelle ; voici du reste à quel point de vue il s'est placé pour édifier sa théorie :

« Le tubercule est un produit accidentel formé par l'exhalation vasculo-capillaire d'un *plasma* contenant des molécules gélatineuses en excès, qui ont, comme dans les autres parties de l'économie, une tendance marquée à s'imprégner de sels phosphatiques. Cette tendance est un moyen que la nature emploie pour les rendre inoffensifs ; si les tubercules ne peuvent passer à l'état crétacé, ils se ramollissent, et de là, les cavernes que chacun connaît. » Après avoir exposé les causes: *hérédité*, *prédisposition*, *rapidité de croissance*, *genre de vie*, *dispositions aux scrofules*, *allaitement prolongé*, *bronchite négligée*, *contagion*, qui favorisent les dépôts gélatineux, l'auteur conclut qu'en présence d'un phthisique, il faut suivre la voie tracée par la nature, et chercher à obtenir l'induration de la matière tuberculeuse en fournissant au sang les matériaux propres à cette transformation. Or, après de nombreuses et particulières recherches, M. le docteur Jules Boyer est arrivé à formuler le traitement que j'ai fait connaître,

Qu'il me soit permis de relater ici quelques observations de personnes améliorées dans leur état de santé par le traitement du docteur Jules Boyer : je dirai ensuite quelques insuccès. Il est évident que j'entends bien parler d'améliorations, et d'améliorations seulement, et non pas de guérisons. Encore faut-il, chez les malades, un certain concours de circonstances pour que cette poudre salino-calcaire produise son effet.

Le lactate de fer qui entre dans sa composition est en bien minime proportion, et les malades n'en ingèrent guère que quelques centigrammes environ par jour. Aussi aurais-je bien pu passer cette médication sous silence, comme ne se trouvant pas tout à fait faire partie de mon programme, mais c'était une occasion de dire quelques mots de ce traitement, et je l'ai saisie.

Avant de publier mes observations, j'éprouve le besoin de dire que je n'ai pas toujours eu recours au pharmacien de M. le docteur Jules Boyer, pour la fabrication de cette poudre salino-calcaire qu'il livre à un prix exorbitant. Je me suis plusieurs fois adressé aux divers pharmaciens de la ville, investis de la confiance des malades auxquels j'ai prescrit cette préparation, et je leur ai donné la formule à exécuter. Je n'ai pas trouvé de différence dans les résultats obtenus, car j'ai constaté des améliorations avec la poudre salino-calcaire que j'ai fait fabriquer moi-même, et des revers avec la poudre prise chez M. le docteur Servaux, pharmacien auquel M. le docteur Boyer a confié le soin de confectionner et de vendre toutes les préparations composant l'ensemble de son traitement dans la phthisie.

Laissons maintenant parler les faits.

Obs. 27e — *Pseudo-chlorose. — Tubercules à l'état cru. — Lymphatisme. — Amélioration par la poudre salino-calcaire.*

Mlle Laure P..., âgée de vingt-six ans, lingère, d'une assez chétive constitution, est atteinte depuis assez longtemps de pseudo-chlorose pour laquelle elle a pris, bien des fois, sans grand inconvénient, des dragées au fer et à l'ergot de seigle, Mais à peine cessait-elle ces dragées, que la pseudo-chlorose reparaissait. Elle vint me consulter au mois de mai 1864, et me demander ce qu'elle devait faire pour sortir de cet état qui l'empêchait d'aller en journée et de gagner sa vie. Je lui conseillai, après l'avoir auscultée de nouveau et m'être assuré de la présence de tubercules dans le poumon droit, sous la clavicule, et même dans toute l'étendue du poumon droit en arrière, la poudre salino-calcaire, dont je lui donnai la formule. Elle toussait beaucoup, expectorait des crachats filants comme du blanc d'œuf, n'avait pas de fièvre ; elle n'était que très-irrégulièrement menstruée et avait un appétit à peu près nul ; de temps en temps, elle avait de la diarrhée.

Au mois de juillet, une amélioration sensible s'était produite dans l'extérieur de cette jeune personne. Elle était fraîche, avait pris un peu d'embonpoint, elle toussait moins, avait recouvré un peu d'appétit, dormait bien, etc.

Ses règles n'avaient pas manqué depuis qu'elle suivait ce nouveau traitement.

J'étais curieux de l'ausculter, mais les craquements étaient toujours aussi abondants sous la clavicule droite, et des râles muqueux disséminés dans toute l'étendue du poumon en arrière.

Continuation de ce traitement.

Aujourd'hui 15 décembre, rien de nouveau n'est survenu. Elle tousse toujours, elle expectore moins de crachats filants, elle est bien réglée, a bon visage, dort bien, mange passablement, mais la maladie est toujours la même, c'est-à-dire qu'elle est stationnaire.

Ce fait est curieux à suivre. J'ai engagé Mlle P... à suspendre pour quelque temps son traitement : s'il survenait quelque chose de particulier, elle le reprendrait immédiatement.

M. J. Boyer parle de guérisons arrivées en quelques jours ; et voilà une jeune fille qui, après plus de sept mois de traitement, n'a obtenu que l'enrayement de sa maladie, enrayement qui arrive souvent sans qu'on suive la moindre médication.

Obs. 28. — *Pseudo-chlorose, tubercules crus dans les deux poumons. — Lymphatisme exagéré. — Poudre salino-calcaire continuée pendant cinq mois. — Amélioration de l'état général ; l'état local restant le même.*

Mlle Caroline F..., âgée de dix-huit ans, jeune fille blonde, à chairs flasques et molles, à peau blanche et transparente, yeux bleus dont la sclérotique est bleuâtre, a été menstruée à l'âge de onze ans. Depuis cette époque, ses règles sont venues irrégulièrement, et elle a été souvent pâle, essoufflée, avec des palpitations, de la perte d'appétit, et une petite toux qui effraye beaucoup sa mère, femme du meilleur monde. Mlle Caroline vit dans la plus grande opulence. Auscultée et percutée par moi à plusieurs reprises, j'ai trouvé de la matité sous les deux clavicules, et des craquements humides très-prononcés, et une diminution ou plutôt un affaiblissement du murmure vésiculaire en arrière.

Elle a pris pendant plusieurs années de l'huile de foie de morue, du sirop de quinquina au vin, du sirop de térébenthine; elle est allée aux Eaux-Bonnes, à Arcachon, etc.

Le 16 juillet au soir, elle fut prise d'accidents plus sérieux, d'une toux incessante avec fièvre et frisson qui inquiéta sa famille. Je fus appelé, et ne voyant rien de particulier, je prescrivis une potion avec le sirop diacode et l'eau de laurier-cerise.

Pendant quelques jours, cette fièvre persista, puis enfin elle céda : c'est alors que je parlai de cette poudre salino-calcaire qui pourrait peut-être amender un état que je considère comme fort grave, puisque les deux poumons sont malades.

Mme F... se procura la poudre préparée par M. Servaux, ainsi que son eau cohobée de laurier-cerise.

Commencé le 28 juillet, ce traitement donna, vers la fin de septembre, des résultats remarquables dans l'ensemble de la santé de cette jeune personne. Ses joues se colorèrent, son teint s'anima, ses yeux devinrent plus vifs, la menstruation fut abondante et régulière, les chairs devinrent plus consistantes, etc. Mais la lésion des deux poumons persistait; il y avait un peu moins de toux cependant.

Sans interruption, j'ai fait prendre cette poudre assez désagréable jusqu'à aujourd'hui 13 décembre, et l'état des poumons ne s'est pas amélioré, mais la santé semble bonne à qui ne jugerait que d'après les apparences.

La toux et les lésions pulmonaires persistent. C'est encore

une observation à suivre. Je me contenterai d'indiquer ces deux faits ; en voici deux autres moins heureux.

Obs. 29e. — *Phthisie héréditaire du côté droit. — Lymphatisme très-prononcé. — Poudre salino-calcaire. — Mort rapide.*

Mlle A. N..... est une jeune Irlandaise de dix-sept ans, à la peau fine et blanche, aux cils longs et soyeux, à la chevelure luxuriante, et d'un blond doré. Elle est arrivée à Tours quelques mois après la mort de son père, ministre protestant, mort en Irlande. Je la vois au mois d'octobre 1864, pour des engelures qu'elle avait au talon ; je lui conseillai quelques lotions et une pommade au précipité. Huit jours après, je suis demandé de nouveau pour la voir, parce qu'elle a été prise d'un rhume fort intense avec fièvre. La mère me raconte la mort de son mari, et la crainte que la santé de cette jeune fille lui a toujours inspirée; je l'ausculte et je reconnais en effet dans le poumon droit les lésions les plus caractéristiques.

Je prescris la poudre salino-calcaire de M. le docteur J. Boyer, que j'envoyai prendre chez le pharmacien de cette famille. Matin et soir, une cuillerée à café de cette poudre fut administrée dans un demi-verre d'eau sucrée aromatisée avec une cuillerée à café d'eau cohobée de laurier-cerise. Cette préparation fut exclusivement continuée pendant 28 jours, et les accidents marchaient avec une rapidité tellement désespérante que la mère de cette jeune malade se lamentait parce qu'elle devait aller à Paris vers le 20 novembre et qu'elle ne pensait pas que sa fille fût dans la possibilité d'effectuer ce voyage. Je lui promis que sa fille serait transportable dans un wagon-lit, je l'installai moi-même en chemin de fer. Elle mourait le 30 novembre, à Paris.

Dans cette observation la phthisie a été tellement rapide qu'elle a parcouru son œuvre de destruction en 46 jours.

Obs. 30e. — *Phthisie héréditaire du côté droit. — Scrofules. — Poudre salino-calcaire. — Mort.*

Le 24 juin 1864, Mlle Zoé W....., âgée de 23 ans, blonde, lymphatique et portant au cou des cicatrices indélébiles et irrécusables de scrofules, fut prise d'une toux très-fatigante avec fièvre après un refroidissement. Je la vis, le 29 au soir; la toux était incessante, la fièvre intense, l'expectoration muqueuse et filante. Sa mère était morte phthisique, il y a cinq ans; à l'auscultation, je constatai sous la clavicule droite, des craquements très-nombreux, et je trouvai de la matité à la percussion. En arrière, il y avait des ronchus sonores et du râle muqueux à grosse bulle. Pas de caverne. — La peau était sèche et brûlante, la soif vive, la langue rouge à la pointe, anorexie et vomissements. Le pouls battait 116 fois par minute Sommeil mauvais et fréquemment interrompu par les quintes de toux.

La poudre salino-calcaire fut prescrite, et continuée pendant un mois sans le plus petit avantage et sans le moindre amendement. Les accidents du côté de la respiration allaient au contraire en s'aggravant, et une caverne de très-petite dimension, il est vrai, existait au niveau de la fosse sous-épineuse droite; on y entendait du gargouillement; il y avait de la pectoriloquie, et l'expectoration de cette jeune malade était abondante et puriforme, la fièvre plus intense, car le pouls battait 128 fois par minute. La toux était très-fréquente et intense, l'anhélation, l'essoufflement étaient extrêmes. Rien du côté du cœur.

Encouragé par les succès que quelques-uns de mes confrères prétendaient avoir obtenus de cette préparation salino-calcaire, je voulus persister à l'ordonner à la malade qui en était très-fatiguée. Elle prenait en même temps de la tisane de lichen édulcorée avec le sirop de tolu.

La diarrhée, les sueurs nocturnes, les ulcérations des cordes vocales furent des symptômes qui ne tardèrent pas à se montrer, et force fut d'abandonner un traitement qui ne produisait aucun amendement, aucun soulagement. Je prescrivis du bismuth à la dose de 6 grammes par jour, des gargarismes avec le chlorate de potasse. Les accidents étaient arrivés à leur summum d'intensité, fin de septembre.

Le 17 octobre, Mlle Zoé s'éteignait après une douce et courte agonie.

Depuis l'envoi de ce mémoire, j'ai encore rassemblé quelques faits négatifs. Quelle conclusion tirer d'observations en si petit nombre? Evidemment il faut savoir attendre. Je doute de l'efficacité de ce traitement, mais je ne puis, en bonne conscience, en dire davantage.

CHAPITRE IX.

La Phthisie et certaines autres préparations ferrugineuses.

J'ai bien des fois, dans le cours d'une phthisie, eu recours à quelques préparations ferrugineuses autres que celles que je viens de mentionner, et il est bien certain qu'avant d'expérimenter le proto-iodure de fer, l'huile de squale iodo-ferrée, les dragées au fer et à l'ergot de seigle, j'ai maintes et maintes fois ordonné à de pauvres phthisiques dont les forces épuisées avaient besoin d'être soutenues, quelques préparations ferrugineuses et du quinquina.

Je connaissais beaucoup M. Conté, l'un des inventeurs des pastilles (autrefois et des dragées aujourd'hui) au lactate de fer, et je dois dire que bien des fois j'ai employé sa très-excellente préparation.

Je recourais parfois aussi à des formules que je composais suivant les circonstances dans lesquelles je me trouvais, et je donnais tantôt, chez des malheureux, quelques grammes de limaille de fer; tantôt, chez des phthisiques aisés, des pilules ainsi préparées :

Sulfate de quinine.............	1	gramme.
Limaille de fer.............. .	16	
Extrait mou de quinquina.......	4	
Poudre de rhubarbe...........	2	

Pour 72 pilules, deux matin et soir au moment des repas.

Le citrate de fer m'a aussi procuré quelques avantages.

J'obtenais, à l'aide de ces moyens, des résultats à peu près semblables à ceux que m'ont donné plus tard, et le proto-iodure de fer, et l'huile de squale iodo-ferrée, et le phosphate de fer, et le pyrophosphate de fer et les dragées ferro-ergotées, etc. C'est-à-dire qu'à l'aide des ferrugineux, j'obtenais parfois des amendements, des améliorations, je suspendais l'effet de la marche de la maladie, je retardais les terminaisons fatales... Mais guérissais-je ?... Tout est là. Des hommes éminents affirment avoir guéri..... Je les crois..... Quant à moi, je n'ai pas un seul exemple de guérison bien certaine sur des centaines de malades pris dans des catégories très-variées, et dans des conditions relativement bonnes pour le traitement que je voulais leur faire suivre.

N'ai-je pas assez tracé d'observations et me faudrait-il encore ici venir donner la nomenclature ou l'histoire de quelques pauvres phthisiques soit soulagés, soit amendés, soit au contraire aggravés par le lactate, le citrate de fer, ou toute autre préparation ferrugineuse? Je m'abstiendrai donc, et je crois que mes très-honorables confrères de Toulouse, me sauront gré de mon abstention en pareille circonstance. La question paraît actuellement jugée, et bien jugée d'après les faits observés par moi, pendant une période de plus de vingt années; et je pense que formuler actuellement les conclusions générales de ce travail, c'est tout ce qu'il me reste à faire.

CONCLUSIONS GÉNÉRALES.

1° La phthisie ne peut point être attaquée fructueusement par une préparation ferrugineuse isolée, parce qu'il n'y a pas, à mon avis, de médication spécifique à déployer contre cette redoutable affection.

2° Alors donc, les préparations ferrugineuses devront toujours être associées ou combinées à d'autres moyens médicamenteux lorsqu'il s'agira de combattre la phthisie.

3° Les préparations ferrugineuses étant des médicaments essentiellement reconstituants, et déterminant, lorsqu'on en fait usage à certaine dose, depuis un certain laps de temps, des phénomènes de pléthore, ne peuvent être administrées à tort ou à travers, et sans quelques précautions qu'il est urgent de faire connaître avec détail.

4° Les sujets nerveux, irritables, d'une constitution sèche, de même que certains individus sanguins, pléthoriques, devenant accidentellement phthisiques, ne doivent pas, en général, être soumis à l'action des ferrugineux.

5° Les phthisiques, au contraire, dont la constitution est strumeuse, essentiellement molle et lymphatique, dont les chairs sont flasques, peuvent presque toujours être mis impunément, pendant un certain temps du moins, à l'usage des préparations ferrugineuses, s'ils sont sans fièvre.

6° Les malades habitant des contrées froides, brumeuses, septentrionales, se trouveront bien des diverses préparations ferrugineuses qu'on leur administrera, tandis que les malades habitant des pays secs, chauds, brûlants, excitants, en éprouveront des résultats déplorables. Ce sont là des vérités irréfragables.

7° De toutes les formes de la phthisie, celle qui revêt la forme *strumeuse* est celle dans laquelle les ferrugineux sont le mieux et le plus souvent indiqués.

8° La phthisie *tardigrade*, sans réaction fébrile, s'accommode encore assez bien des préparations ferrugineuses, surtout lorsque les sujets sont épuisés, étiolés, émaciés, soit par une très-abondante expectoration, soit par une anorexie persistante, soit par de la diarrhée, soit par des sueurs, soit par un séjour trop longtemps prolongé à la chambre ou même au lit, etc.

9° La phthisie des riches étant généralement de plus longue durée que celle des pauvres (on comprend pourquoi), nécessite assez souvent l'emploi des préparations ferrugineuses.

10° La pseudo-chlorose ou la chlorose s'accompagnant de tubercules pulmonaires ou plutôt les masquant, peut être traitée par des préparations martiales, si les sujets sont blonds, lymphatiques, strumeux, habitant des contrées froides et humides et ne présentant aucun phénomène visible de réaction.

11° Dans la pseudo-chlorose qui se montre chez un sujet brun, irritable, ayant de la fièvre et habitant un climat sec et chaud, le fer est complétement contre-indiqué et amènerait rapidement des accidents fort redoutables.

12° Plus de deux cents observations cliniques m'appartenant, me mettent à même de dire quelle est la meilleure préparation ferrugineuse à employer dans le traitement de la phthisie.

13° Le proto-iodure de fer sous forme de pilules, de dragées, d'huile ou de sirop, ne m'a pas donné les résultats que j'étais en droit d'en attendre, si je n'avais écouté que la renommée. *Il m'a paru prédisposer aux hémoptysies*. Les louanges que l'on a faites de ces préparations ne seraient-elles pas exagérées ?

14° Je leur préfère l'huile de squale iodo-ferrée, Cette huile est malheureusement d'un prix très-élevé, et n'est accessible qu'à la classe riche ou aisée. Je déplore cet immense inconvénient, et je fais des vœux pour que M. le docteur Delattre, puisse, dans un avenir prochain, établir des prix plus doux, et contribuer ainsi à vulgariser ce produit.

15° Les dragées au fer et à l'ergot de seigle m'ont rendu des services incontestables chez les phthisiques atteints d'hémoptysies. Je n'en ai point été étonné. On connaît l'action de l'ergot de seigle, de l'ergotine dans ces sortes d'accidents. Je place donc cette préparation ferrugineuse au premier rang, à cause des avantages qu'elle m'a procurés et qui se traduisent par un nombre assez imposant d'améliorations sérieuses.

16° L'hypophosphite de fer employé dans un seul cas de pseudo-chlorose n'a pas empêché la mort d'arriver rapidement.

17. Le phosphate et le pyrophosphate de fer ne m'ont pas été plus utiles que maintes autres préparations ferrugineuses.

18° Le traitement du docteur J. Boyer, est à l'essai : j'ai obtenu des améliorations et des revers. Mes faits sont trop peu nombreux pour que j'en puisse tirer des conclusions rigoureuses.

19° Bien d'autres ferrugineux ont été essayés par moi et ne m'ont jamais donné des résultats complétement satisfaisants.

20° Entre mes mains, le fer, sous quelque forme que ce soit, *n'a jamais guéri un seul phthisique*, et cependant j'ai expérimenté sur plus de deux cents malades placés dans des conditions convenables pour être guéris, si ce médicament était réellement susceptible de procurer la guérison de cette maladie.

21° Donc, *dans nos climats tempérés*, les préparations ferrugineuses, *quelles qu'elles soient*, ne guérissent pas la phthisie.

22° Si elles ne guérissent pas, elles *paraissent* amender quelquefois d'une manière notable certains phénomènes, et retarder *peut-être* la terminaison fatale.

23° Sur cent trente phthisiques qui n'ont jamais, dans le cours de leur maladie, pris un atome de fer, j'ai obtenu des améliorations qui peuvent bien, jusqu'à un certain point, être comparées à celles que m'ont données les préparations ferrugineuses, et notamment le proto-iodure de fer.

24° Pour obtenir, au moyen des préparations martiales, des amendements ou des améliorations dans la santé des phthisiques, il ne faut jamais perdre de vue les préceptes sur lesquels j'ai longuement insisté.

Toulouse, Imp. Douladoure. Rouget frères et Delahaut, succrs, rue S-Rome, 39.

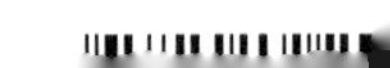